ÉTUDE

SUR LES

KYSTES SIMPLES DES OS

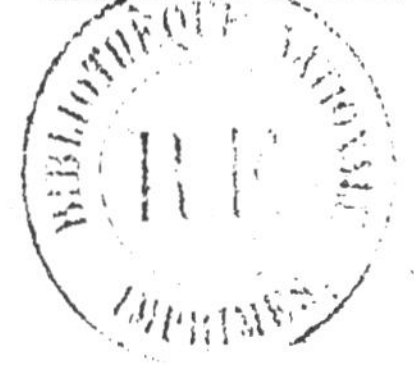

PAR

Le Docteur Eugène DUTEIL

DE LA FACULTÉ DE MÉDECINE DE PARIS
ANCIEN INTERNE DE L'HÔPITAL DU MANS

PARIS
G. STEINHEIL, EDITEUR
2, RUE CASIMIR-DELAVIGNE, 2,

1913

ÉTUDE

SUR LES

KYSTES SIMPLES DES OS

PAR

Le Docteur Eugène DUTEIL

DE LA FACULTÉ DE MÉDECINE DE PARIS

ANCIEN INTERNE DE L'HÔPITAL DU MANS

PARIS

G. STEINHEIL, ÉDITEUR

2, Rue Casimir-Delavigne, 2

1913

A MA GRAND'MÈRE

A MON PÈRE

A MA MÈRE

A MA SŒUR

MEIS ET AMICIS

A MES MAITRES DE L'ECOLE DE MÉDECINE D'ANGERS

A MES MAITRES DE L'HOPITAL DU MANS

A M. le Docteur MORDRET
Chirurgien de l'hôpital du Mans.

A M. le Docteur CANAGUIER
Chirurgien de l'hôpital du Mans.

A MON PRÉSIDENT DE THÈSE

M. le Professeur LEGUEU
Chirurgien des hôpitaux
Chevalier de la Légion d'honneur.

AVANT-PROPOS

A l'heure décisive où les portes de la Faculté vont s'ouvrir devant nous, nous faisant entrer dans une vie nouvelle pleine d'imprévu et de responsabilités, nous sommes heureux de pouvoir rendre ici un public hommage de reconnaissance à tous les Maîtres qui, par leurs leçons, leurs conseils et leurs exemples ont contribué à notre formation médicale.

Nous tenons à leur dire toute notre gratitude. Nous avons pu profiter de leur enseignement si clair et si documenté. Leur grande bienveillance à notre égard nous a permis de passer à l'Ecole de Médecine et à l'Hôpital d'Angers, des années agréables dont nous avons pu apprécier la douceur et le charme.

Que MM. les Drs Legludic, Monprofit, Thibault, Jagot, Brin, Motais, Boquel, Mareau, Martin, Maugourd, Turlais, Charrier, Tesson, Royer, Papin, Denecheau, Cocard, Gaugain ; que nos Maîtres du P. C. N., veuillent bien accepter l'hommage de notre reconnaissance.

Nous voulons dire tout particulièrement merci à M. le Dr Mordret. Nous ne saurions oublier la bienveillance toute spéciale qu'il montra toujours à notre égard pendant notre séjour comme interne dans son service à l'Hôpital du Mans et nous tenons à l'assurer de notre bien respectueuse et très profonde gratitude.

Que M. le Dr Dieu, qui nous a fait profiter de sa grande expérience clinique et de ses conseils judicieux, soit assuré de notre vive reconnaissance.

C'est sur le conseil de M. le Dr Canaguier, chirurgien de l'Hôtel-Dieu, du Mans, que nous avons entrepris cette étude. Il a bien voulu nous diriger dans cette voie et nous aider de son expérience et de ses travaux personnels. Nous sommes heureux de lui exprimer ici notre profonde reconnaissance pour l'intérêt qu'il a daigné nous témoigner en nous rendant agréable et facile ce travail qui va clore nos études.

M. le Prof[r] Legueu, chirurgien des hôpitaux de Paris, a bien voulu accepter la présidence de notre thèse. Nous sentons tout le prix de l'honneur qu'il nous fait et nous l'assurons de notre profonde gratitude.

DES KYSTES SIMPLES DES OS

Historique

S'il est une question encore obscure et controversée, c'est assurément celle des kystes des os. Les nombreux cas publiés à l'étranger dans ces dix dernières années, les examens radiographiques et histologiques post-opératoires ont certes contribué pour une large part à mettre de l'ordre dans ce vaste domaine nosologique dans lequel on englobait les tumeurs des os, les ostéomyélites, l'ostéite fibreuse, l'ostéomalacie, l'ostéodystrophie kystique, la maladie de Paget, les cals soufflés et bien d'autres encore.

Mais il reste une variété de kystes osseux que l'on appelle kystes simples, kystes bénins ou kystes solitaires des os qui ont plus particulièrement retenu l'attention des auteurs. L'intérêt apporté à leur étude en fait même à l'heure actuelle une question tout à fait à l'ordre du jour.

Collin et Duplay parlent d'un développement anormal d'aréoles tapissées par une membrane interne due à la condensation de quelque exsudat plastique. Guyon admet la résorption lente des lamelles osseuses sous l'influence d'une inflammation également lente de l'os. Gosselin donne même un nom à cette inflammation lente, il l'appelle ostéite kystogénique, une irritation à distance pouvant produire soit cette ostéite, soit l'ostéite purulente, soit l'ostéite raréfiante, soit l'ostéite hypertrophiante.

Mais c'est surtout depuis le jour où Virchow publia son premier cas, que l'attention des auteurs a été attirée sur ces kystes des os. Leur explication parut simple au début, mais peu à peu de nouvelles publications vinrent compliquer cette question, si bien qu'aujourd'hui la pathogénie des kystes simples des os est devenue très obscure. Mauclaire, dans un travail récent (août 1911) sur les kystes des os dans leur rapport avec l'ostéite fibreuse conclut ainsi : « On voit combien est complexe cette pathogénie des kystes osseux ; nous n'avons pu qu'exposer les théories sans prendre parti ; de nouvelles observations sont nécessaires. »

Ayant eu l'occasion, alors que nous étions interne de M. le Dr Canaguier, à l'hôpital du Mans, d'observer et de suivre dans le service après opération un cas de kyste simple de l'humérus, il nous a paru intéressant, sur le conseil de notre Maître, d'en rapporter ici l'observation ; et à ce propos, guidé par lui, nous avons recherché toutes les observations publiées jusqu'à ce jour pour les comparer à la nôtre et nous livrer particulièrement au cours de notre thèse à l'étude si intéressante de ces kystes osseux.

Définition

La similitude des observations en ce qui concerne l'étiologie, la symptomatologie, l'évolution de ces kystes permet de tracer un tableau clinique précis de cette affection ; les dissemblances, au contraire, que l'on relève dans les exposés pathogéniques, ne peuvent nous conduire qu'à des hypothèses.

Nous allons, après avoir rapporté notre observation, rappeler brièvement l'exposé clinique de cette affection pour nous attacher ensuite plus spécialement à la pathogénie de ces kystes qui est la partie la plus intéressante et la plus discutée.

Mais tout d'abord quelle est l'affection que l'on comprend sous cette dénomination de kyste simple ? C'est là un point essentiel qui doit être précisé, car on a rangé sous cette épithète des maladies bien diverses qui, par le fait qu'elles présentent une ou plusieurs cavités kystiques dans le squelette, ne peuvent être assimilées aux kystes simples (ostéomalacie, rachitisme, etc). Nové-Josserand, à propos de son cas de myxome kystique du tibia, donne aux kystes des os cette classification : 1° kystes hydatiques ; 2° kystes des maxillaires ; 3° kystes d'origine néoplasique ; 4° kystes inflammatoires ; 5° dégénérescence polykystique généralisée. Les kystes simples des os tels que nous les comprenons, ne rentrent que difficilement dans ce cadre ou plutôt empiètent sur plusieurs groupes. Fujii a donné des kystes simples des os une définition qui paraît très logique, il fait de ces kystes une affection bien spéciale, nettement séparée des autres affections kystiques dans lesquelles on a paru vouloir l'englober.

Pour cet auteur, un kyste simple des os doit réaliser les deux conditions suivantes : 1° être la lésion principale prépondérante des os ; 2° ne pas être sous la dépendance d'un état morbide étranger.

Cette définition permet à Fujii d'éliminer les kystes en relation avec les maladies suivantes : 1° ostéoporose (Braun) ; 2° ostéomalacie (Rindfleisch) ; 3° maladie de Barlow (Fraenkel) ; 4° rachitisme (Beck) ; 5° arthritis déformans (Ziegler) ; 6° périostite albumineuse ; 7° kystes hydatiques ; 8° cancers kystiques ; 9° tumeurs osseuses avec abcès ; 10° kystes calleux (Frangenheim).

Nous ajouterons à cette élimination les kystes maxillaires dont l'origine très spéciale en fait une catégorie à part.

Cette maladie ainsi comprise n'est pas très fréquente. Bloodgood, en août 1910, peut réunir 69 cas. Mauclaire et Burnier dans leur article des *Archives générales de chirurgie* du 25 août 1911, arrivent à un total de 79 cas. En décembre 1911, Fujii ne trouve que 47 cas ; mais nous devons remarquer que cet auteur ne rapporte que les travaux et les observations des auteurs allemands. Dans tout son travail on ne trouve que les publications allemandes et sa bibliographie ne signale que les auteurs allemands. La statistique, de ce fait, ne peut donc être qu'incomplète et ne répond pas à la totalité des faits.

Depuis le travail de Mauclaire, d'autres observations ont été publiées et nous avons pu réunir 96 observations. Ce chiffre nous paraît représenter à peu de choses près l'ensemble des cas de kystes solitaires des os publiés jusqu'à ce jour.

Il nous a semblé inutile et fastidieux de reproduire, même résumés, ces 96 cas, car un grand nombre sont identiques et paraissent calqués les uns sur les autres.

Nous ne rapporterons que le résumé très succinct en

quelques lignes de 24 observations qui présentent des points intéressants particuliers et qui nous seront nécessaires comme preuves dans l'exposé et la discussion des théories pathogéniques.

FAITS CLINIQUES

Voici d'abord notre observation *in-extenso :*

Observation I (due à l'obligeance de M. le Dr Canaguier et prise dans son service à l'Hôtel-Dieu du Mans).

Clémentine X.. , âgée de 12 ans, entre le 5 janvier 1912, à l'hôpital pour une fracture de l'humérus. Elle ne présente rien de particulier à signaler dans ses antécédents, tant héréditaires que personnels.

Le début de la maladie remonte à l'âge de 7 ans. A cette époque, ses parents s'aperçurent, par hasard, qu'elle avait l'épaule droite plus grosse que l'épaule gauche. Ils ne s'inquiétèrent pas de cette enflure, venue sans cause apparente, mais ils remarquèrent que la grosseur de l'extrémité supérieure du bras augmentait très lentement et progressivement. Il n'y eut jamais l'apparence d'une tumeur vraie, mais simplement un épaississement graduel de la racine du bras. L'enfant, d'ailleurs, ne souffre pas et n'est pas gênée dans les mouvements de son membre.

A l'âge de 9 ans, à la suite d'une chute de sa hauteur, elle a une impotence complète du membre et un médecin constate une fracture de l'extrémité supérieure de l'humérus, se présentant avec tous les signes classiques, à l'exception de la douleur qui est très légère. Au bout de 1 mois 1/2 d'immobilisation dans un appareil, la fracture est consolidée, et l'enfant récupère tous les mouvements normaux de son membre.

A l'âge de 10 ans, elle cogne en courant son épaule droite contre une barrière en bois, et se fait une fracture au même niveau que la précédente. Cette fracture se comporte comme la première et guérit parfaitement bien.

Les parents remarquèrent qu'après chacune de ces fractures l'augmentation de volume du bras subissait un coup de fouet.

Le 5 janvier 1912, l'enfant tombe de sa hauteur sur l'épaule gauche et une fracture se produit au niveau de l'extrémité supérieure de l'humérus droit. C'est alors qu'elle est amenée à l'hôpital.

A l'examen dès son entrée, le bras est tuméfié dans sa partie supérieure ; il y a une ecchymose, une crépitation fine de la mobilité anormale, mais peu de douleur. Il ne paraît pas y avoir de déplacement important des extrémités osseuses et le bras est placé provisoirement dans une écharpe de Mayor.

Au bout de quelques jours, le gonflement ayant diminué, on remarque une augmentation de volume de l'humérus dans son tiers supérieur; une radiographie est alors faite et elle montre une fracture du col chirurgical de cet os. Ce qu'il y a d'intéressant, c'est que un peu plus du tiers supérieur de l'humérus est doublé de volume, raréfié et perméable aux rayons X. Quelques lignes plus épaisses traversent en divers sens cette zone claire. Les bords de l'os sont nets, mais nulle part on ne voit l'épaisseur d'un tissu compact péri-médullaire.

En haut, cette lésion envahit complètement la tête de l'os ; en bas elle se termine un peu au-dessous de son tiers supérieur.

Le diagnostic est indécis. Plusieurs médecins consultés ne peuvent rien affirmer et personne ne songe à un kyste. Pendant ce temps, la fracture guérit normalement et l'enfant peut se servir de son bras comme auparavant ; elle constate simplement un peu de perte de force.

Une nouvelle radiographie montre la consolidation de la fracture sous forme d'un léger épaississement dans la clarté du tissu osseux ; mais pour ce qui est de la tuméfaction osseuse elle-même, il n'y a aucun changement.

L'examen clinique révèle un os augmenté de volume, de consistance dure, avec quelques bosselures en surface, pas de crépitation parcheminée, aucun trouble fonctionnel ou général, pas d'adénopathie, légère atrophie des muscles du bras et de l'épaule.

Opération

Le 2 avril, le Dr Canaguier pratique sur la face externe du bras, une incision longitudinale, et après avoir dissocié les fibres du deltoïde, il arrive sur l'os recouvert d'un périoste normal, se laissant facilement décoller à la rugine.

Dès le premier coup de gouge, l'os s'effondre et il s'écoule un liquide séreux un peu filant et légèrement teinté de sang La brèche osseuse agrandie montre une cavité dont la paroi lisse généralement, présente quelques arêtes en relief qui, sur la radiographie, se traduisent par des lignes noires. En haut, elle va jusqu'au niveau du col huméral où se trouve un septum osseux qui empêche la communication avec la tête de l'os. Dans toute cette cavité, il n'y a aucune trace d'un tissu quelconque. La paroi osseuse est très fine, de l'épaisseur d'une carte à jouer environ. L'ensemble ressemble à un os soufflé. On perfore le septum qui est lui-même très mince, et pénètre avec un curette dans la tête de l'humérus, d'où l'on retire une matière pulpeuse, rougeâtre et un bourgeon épais, blanchâtre, adhérent à la face externe de l'os.

Cette intervention n'ayant eu pour but que de faire une exploration et de pratiquer une biopsie pour faire un examen anatomopathologique, la plaie est suturée, réservant à plus tard de faire une résection pour supprimer cet os dont la solidité était si précaire.

Pour des raisons extra médicales, cette seconde intervention ne put être pratiquée que le 14 mai ; et le Dr Canaguier tente alors de remplacer l'os réséqué par une greffe osseuse animale (tibia d'un jeune chevreau opéré sur le moment).

Ayant découvert l'humérus sur le trajet de l'ancienne incision, il trouve la paroi kystique plus épaisse qu'à la première intervention ; mais il ne peut compter sur un processus de guérison spontanée, car l'épaississement est local, et vers la tête de l'os l'humérus est raréfié comme auparavant, et très fragile. Résection sous-périostée qui comprend environ la moitié de l'os. En haut, on constate la partie articulaire de la tête humérale, la longueur du greffon ne permettant pas de sectionner plus loin, et d'autre part, le chirurgien ne voulait pas au cas d'échec de sa greffe détruire l'articulation scapulo humérale, se réservant d'agir sur cette tête plus tard, suivant les résultats de cette intervention.

A la section de la tête de l'humérus, on trouve dans l'intérieur une cavité kystique semblable à celle de la première intervention, remplie d'un liquide séreux. Cette cavité, véritable kyste de la tête de l'os, est celle dans laquelle on avait pénétré lors de la première intervention en perforant le septum osseux. Elle est tapissée par une membrane, et dans l'intérieur on trouve le liquide susmentionné et non plus les débris pulpeux curettés la première fois.

L'os du chevreau aminci à une extrémité est enfoncé dans la tête humérale, et par son autre extrémité il est fixé par un fil d'argent à la diaphyse sectionnée. On place un appareil plâtré.

Dans les jours qui suivirent, une suppuration assez abondante s'établit autour du greffon. Mais elle se tarit peu à peu.

Une radiographie faite le 21 juin, montre que l'os greffé ne s'est pas résorbé. Il est aussi compact aux rayons X qu'il l'était à la radiographie faite trois jours après l'opération. Deux cals sont en voie de formation à chaque extrémité du greffon. Ces cals ne sont pas encore très denses, et l'appareil plâtré est maintenu en place. Il semble donc qu'à cette date il y a eu reprise de l'os du chevreau avec l'os humain.

Examen histologique (fait par le Dr Beauchef).

Examen au moment de la première intervention. — Cavité kystique mesurant 7 centimètres de hauteur sur 2 de largeur dont la surface interne apparaît lisse dans sa majeure partie ; en quelques endroits, reliefs osseux très peu accentués. La paroi est excessivement mince.

Le kyste renferme un liquide jaune citrin visqueux ; l'examen de ce liquide ne montre aucune forme figurée et la culture sur sérum et bouillon ne donne rien.

Coupe dans le bourgeon enlevé (Coupe I). — Tissu formé de cellules d'apparence myxomateuse étoilées ou fusiformes, s'anastomosant entre elles par de fins prolongements protoplasmiques. Elles sont pourvues d'un noyau assez volumineux et allongé, se colorant bien. La trame intracellulaire est réduite à de très fines fibrilles parfois disposées en faisceaux, le plus souvent éparses et sans doute noyées dans une substance fluide, à l'heure qu'il est, imperceptible. Ce tissu de remplissage est plus dense à la périphérie, mais la substance fondamentale ne donne pas avec le bleu de Unna la coloration métachromatique caractéristique de la substance myxomateuse. Assez rarement on rencontre des cellules rondes à protoplasma finement granuleux et à noyau assez clair qui sont vraisemblablement des myélocites.

Cet ensemble correspond au centre de la coupe. Quand on se rapproche de la périphérie, on observe une plus grande richesse cellulaire, la trame fibrillaire est moins ténue, et en quelques points, les cellules plus courtes, plus trapues, mieux colorées, ressemblent à des ostéoblastes. Dans ces points existent de petits îlots osseux, et tout près d'eux, des cellules géantes pourvues de cinq ou six noyaux. Au centre de la coupe, quelques capillaires qui augmentent en nombre et en volume à mesure que l'on se rapproche de la surface libre où l'on trouve d'énormes lacunes pleines de sang. Pigment ocre abondamment répandu dans toute cette zone externe.

Examen au moment de la deuxième intervention. — Au moment de la seconde intervention on trouve la cavité du kyste tout à fait différente de ce qu'elle était précédemment, et recouverte de bourgeons charnus.

Coupe dans les bourgeons qui remplissent la cavité kystique primitive (Coupe II). — En coupe, les bourgeons se montrent composés de tissu conjonctif très ferme, très richement vascularisé et infiltré de nombreux leucocytes. L'os est fixé et décalcifié, et l'on y pratique plusieurs coupes.

Coupe d'une partie épaisse de la paroi osseuse du kyste (Coupe III). — On y voit de dehors en dedans : 1° le périoste formé de fibres étroitement entremêlées, puis des fibrilles disposées en faisceaux et pénétrant dans les travées osseuses sous-jacentes. Ces travées sont entourées d'ostéoblastes ; 2° une zone formée de travées osseuses sans ostéoblastes. La substance de remplissage qui représente la moelle est formée d'un tissu très pauvre en cellules, constitué par de fines fibrilles circonscrivant des alvéoles graisseuses et contenant les vaisseaux nourriciers ; 3e zone formée de tissu fibreux d'aspect fenêtré qui devait être la paroi du kyste. Ce tissu est limité intérieurement par un tissu de granulations, le même que nous avons vu sur la coupe n° 2. Entre les zones, deux et trois cellules géantes à noyaux multiples, peu nombreuses ; deux à trois par champ.

Coupe transversale à la limite du kyste et de la diaphyse humérale (Coupe IV). — L'ensemble est semblable à celui de la coupe n° 3. Cependant il faut noter que le tissu séparant les travées osseuses est bien plus riche en cellules, et que ces cellules se colorent mieux, il y a moins de graisse. A la partie interne, les travées osseuses jeunes, avec nombreux ostéoblastes, sont en plus grand nombre; puis on arrive à une zone donnant le tableau de la coupe n° 1, mais plus riche en myélocytes.

Coupe de la partie supérieure de l'os (Coupe V). — Le trait de scie supérieur a mis à découvert une cavité kystique cupuliforme, pouvant admettre une noix, et tapissée par une membrane qui a tendance, dans le liquide fixateur, à se décoller des plans sous-jacents. En un point tranchant sur le reste par sa coloration blanchâtre, cette membrane était adhérente. Une coupe de profil intéressant la paroi de ce kyste intra-épiphysaire, est pratiquée, On y trouve le même aspect de la substance osseuse et interosseuse que dans la coupe n° 3. Cependant les formations fibreuses se réunissent en une seule bande de tissu dense, disposé parallèlement à la surface cavitaire et représentant la membrane signalée à l'examen macroscopique. A mesure que l'on approche du point adhérent, les cellules conjonctives de surface de cette bande de tissu fibreux se transforment peu à peu, prennent plus de relief se colorent mieux, deviennent plus trapues et l'on a des ostéoblastes entourant de minces lamelles osseuses qui, en cet endroit, revêtent la cavité.

En résumé, le liquide kystique est entouré de toutes parts d'un tissu fibreux plus ou moins dense. L'examen fut pratiqué à une date très tardive de l'évolution de la maladie, et la coupe n° 1 est faite d'un fragment représentant vraisemblablement tout ce qui restait du tissu ayant par sa fonte produit le liquide. Les formes qui s'y trouvent représentent, semble-t-il, une régression du type conjonctif subie par les cellules jadis différenciées de la moelle ou même de l'os. Les cellules ne sont pas des cellules sarcomateuses; les cellules géantes renferment peu de noyaux et ressemblent beaucoup plus à des ostéoclastes qu'à des myéloplaxes. De plus, on est frappé par la diminution quantitative de la substance osseuse, la dégénérescence conjonctive subie par la moelle, soit sous forme de tissu fibreux, au voisinage de la cavité kystique, soit sous forme de fines fibrilles entre les travées osseuses, la richesse en graisse de la moelle, excessive, étant donné l'âge de la malade, et sa pauvreté en myélocytes. Ces altérations doivent être rapportées à un processus d'ostéite fibreuse sans que l'on puisse dire quelle est la cause générale qui l'a déterminée.

Observations II (Virchow).

Femme de 56 ans, sarcome à cellules géantes de l'amygdale avec métastase. A l'autopsie Virchow découvre un kyste de l'extrémité supérieure de l'humérus dont la paroi a 37 millim. de long et 26 millim. de large. Cette paroi est constituée par une couche continue de cartilage. Dans la substance médullaire, on trouve quelques îlots de cartilage fibrillaire mêlés à du cartilage hyalin; pas de cellules géantes sarcomateuses.

Observations III (Schlange).

Jeune homme de 14 ans, qui à la suite d'un traumatisme datant d'un an et demi, voit évoluer sur son tibia gauche une tuméfaction douloureuse occupant les deux tiers supérieurs environ Opération : ouverture et curettage du kyste. Il est formé par trois couches : en dehors par le périoste; au dessous de lui, tissu osseux raréfié, dégénéré, mince; la troisième couche constitue la paroi du kyste. Son aspect est rouge brun ; on y trouve quelques rares cellules géantes et graisseuses et des pigments. Le liquide est séreux avec quelques globules sanguins.

Observation IV (Schlange)

Garçon de 12 ans qui, depuis longtemps éprouve des douleurs dans son tibia droit et de la difficulté à la marche. Il y a trois semaines, il fait une chute qui amplifie les symptômes précédents et le repos au lit n'amène pas d'amélioration. Kyste de l'extrémité supérieure du tibia, curettage, guérison. L'examen histologique fait par Von Recklinghausen, montre dans la paroi qui tapissait le kyste et dans les travées osseuses qui le traversaient, une couche de tissu conjonctif, flasque sans noyau, avec nombreuses parcelles osseuses; aucun revêtement épithelial ; pas de tissu indiquant une tumeur quelconque. Le liquide est séreux avec quelques globules sanguins.

Observation V (Hugh-Lett)

Garçon de 13 ans. A 11 ans, traumatisme qui détermine une fracture du col chirurgical de l'humérus ; on diagnostique ostéosarcome et on propose une amputation qui est refusée. Cette fracture se consolide normalement. A 13 ans, chute sur la même épaule, très grand gonflement. Radiographie : épiphyse augmentée de volume, raréfaction de l'os, paroi osseuse très mince, mais nette.

Opération : périoste normal se décollant bien ; ouverture du kyste (liquide filant jaunâtre). Résection du tiers supérieur de l'humérus non compris la tête ; implantation d une baguette d'ébène entre les deux extremités osseuses, guérison. Examen histologique fait par Turnbull; le kyste n'a ni épithélium ni endothélium. Il est entouré par une masse de tissu fibreux contenant de fines fibres collagènes et peu de cellules étoilées et fusiformes ; nombreux foyers hemorragiques ; pigment sanguin ; lymphocytes, peu d'éosinophiles. Vers l'intérieur du kyste, tissu hyalin ostéoïde, sans noyaux, traversé par des lamelles osseuses; peu de cellules géantes; active résorption de l'os, pas de cartilage; liquide séreux sans éléments importants.

Observation VI (Fujii, Cas I)

Homme de 41 ans; pas de syphilis. Début de la maladie : quatre ans, par chute qui traumatise la région du genou. D'abord douleur vive, qui peu à peu s'amende, puis réapparait dans les derniers temps. Tumeur avec crépitation parcheminée au niveau de la tête du péroné; résection de la tête du péroné. Guérison. Examen microscopique (nombreuses coupes dans les parties minces et épaisses de la pièce anatomique). Tissu riche en cellules fusiformes étoilées et surtout cellules géantes, entre lesquelles se trouvent de fines fibrilles (parties épaisses). Tissu conjonctifs strié sans cellules géantes et avec travées osseuses de néo-formation (parties minces). Dans les cloisons intra-kystiques on voit du tissu fibreux avec des cellules fusiformes et géantes et des travées osseuses. Dans toutes les coupes : foyers hémorragiques. Pas de revêtement épithélial. Liquide trouble brun avec quelques globules sanguins.

Observation VII (Fujii, Cas II)

Enfant de 11 ans, hémophile, présentant un kyste du premier métacarpien qui fut traité par résection sous-périostée sans greffe consécutive (guérison). Paroi du kyste assez épaisse, sauf quelques endroits amincis; quelques cloisons à l'intérieur. Histologie : parties épaisses, en s'éloignant du périoste, il y a d'abord quelques faisceaux conjonctifs puis des travées osseuses de néo-formation avec des ostéoblastes perpendiculaires à la surface du périoste. Pas de cartilage. Dans les travées les plus éloignées du périoste, les ostéoblastes sont plus petites, la substance osseuse plus homogène et pauvre en fibres de Sharpey. Le tissu entre les parties osseuses est du tissu conjontcif strié et riche en cellules, vaisseaux abondants, presque tous sans paroi et très différents entre eux quant à la forme et à la dimension. Les uns s'anastomosent entre eux par accolement longitudinal, d'autres plus nombreux s'ouvrent directement dans la cavité du kyste et leur lumière n'est pas thrombosée. Entre ces vaisseaux, tissu à texture lâche, ayant l'aspect de tissu conjonctif myxomateux. Parties minces ; bandes de tissu conjonctif qui devient lâche vers l'intérieur avec capillaires étroits, non agrandis comme précédemment, travées osseuses avec lacunes de Howship, ostéoblastes, pas de cellules géantes, liquide du kyste hématique.

Observation VIII (Beck, Cas I)

Enfant de 10 ans, qui onze mois auparavant fait une chute dans un trou de la rue. Douleur très vive, on soupçonne une fracture, mais après deux jours de lit, l'enfant est rétabli. Quatre semaines après, deuxième chute ; un gonflement de la grosseur d'une noisette apparait au niveau de l'épine du tibia (reste alité quatre semaines). Six mois après, troisième chute : l'enfant reste au lit six semaines, le gonflement existant précédemment augmente. Radiographie diagnostique un kyste typique au niveau de la ligne épiphysaire. La membrane est lisse, la cavité est traversée par quelques travées osseuses. Liquide séro-sanguin.

Observation IX (Beck, Cas II)

Jeune fille de 13 ans. Chute dans les escaliers, il y a huit mois. Douleur et impotence sans fracture. On trouve un kyste du tiers inférieur du tibia. La poche est formée par une couche blanc-grisâtre contenant du tissu cartilagineux avec des cellules rondes, du tissu myxomateux et dégénéré. Liquide visqueux noirâtre.

Observation X (Corson)

Jeune fille de 21 ans. Fièvre typhoïde à l'âge de 15 ans. A 17 ans, elle commence à souffrir dans le bras droit, et un an après, en descendant d'un train, elle se fracture le bras au niveau de la jonction du tiers moyen et du tiers inférieur, précisément dans le point où elle souffrait depuis un an. La fracture se consolida, mais la douleur persista si bien qu'elle fut obligée de se faire de nouveau examiner et on découvrit dans la région malade un kyste mesurant 8 × 3 centimètres, contenant un liquide clair et fluide. Le périoste entourant le kyste est aminci et très adhérent à l'os. Pas d'examen bactériologique. mais l'amincissement du périoste et son adhérence très grande font penser qu'il s'est agi au début d'une inflammation probablement d'origine ostéomyélite typhique.

Observation XI (Braun)

Jeune fille de 18 ans, ayant depuis plusieurs années un kyste au tibia qui avait évolué sans fièvre. A l'opération, on trouve le cortex aminci une membrane blanchâtre limitant la paroi du kyste. Cette paroi est constituée par du tissu de granulation contenant des leucocytes polynucléaires, des cellules de granulation et quelques diplocoques colorés par le Gram. Il y a du cartilage hyalin. Des ensemencements donnent des cultures de staphylocoque blanc pyogène.

Observation XII (Channing, C. Simmons)

Garçon de 5 ans, se fracture la cuisse dans une chute ; il guérit avec un raccourcissement au bout de six semaines. Radiographie, cavité dans l'extrémité supérieur du fémur au niveau de l'ancienne fracture. Opération : kyste avec liquide sanglant, curettage. Histologie : trabécules osseuses incluses dans du tissu myxomateux par places, quelques ilots de cartilage, quelques cellules géantes.

Observation XIII (Channing, C. Simmons)

Femme de 38 ans. Depuis deux semaines, douleur dans la cuisse suivie de l'apparition d'un gonflement de la région. A la suite d'une chute, elle se fracture la cuisse en cet endroit. Radiographie : fracture simple ; mais au bout de 7 semaines, il n'y a pas de consolidation. Opération : kyste à parois amincies, cavité médullaire remplie de tissu pulpeux. curettage. Histologie : tissu fibreux inflammatoire. Pas de cartilage.

Observation XIV (Feyat)

Kyste multiloculaire de l'extrémité inférieure du tibia trouvé à l'autopsie d'une femme de 35 ans. Le kyste est rempli de substance gélatineuse ; sa paroi est tapissée par une membrane. Cette membrane présente deux surfaces : l'une lisse sans épithélium limite la cavité du kyste ; l'autre découpée, se continue avec les travées de tissu spongieux. Entre ces deux surfaces, l'espace est rempli par des fibres conjonctives enchevêtrées, circonserivant des espaces libres autour desquels sont rangées des cellules colorées par le picro-carmin.

Observation XV (Nové-Josserand et Bérard)

Enfant de 8 ans. Début il y a trois semaines, par gonflement et douleur sur la surface interne du tibia. La tumeur a 15 centimètres de diamètre ; consistance osseuse peu vascularisée, douleur légère, bon état général. A l'opération, on trouve une coque dure entourant une cavité kystique remplie de liquide hématique, la cavité est tapissée par une membrane. Histologie : trois couches : 1° périoste ; 2° couche moyenne formée de lamelles et ilots osseux d'origine périostique et à la fin de la préossification, entre ces lamelles, il y a du tissu muqueux ; 3° membrane formée de tissu muqueux pur sans trace d'os ; cette couche se termine vers l'intérieur sans limite nette ; il semble que le tissu muqueux subit une fonte qui serait l'origine du kyste.

Observation XVI (Gottstein).

Jeune fille qui se fracture le fémur trois fois en sept ans. La radiographie montre un kyste de l'extrémité inférieure de cet os. Trépanation curettage. Il existe sur le tibia, du même côté, une tuméfaction qui est constituée uniquement par du tissu fibreux.

Observation XVII (Von Haberer).

Garçon de 13 ans, qui présente des kystes multiples (pariétal, fémur, humérus, côtes, tibia). Ces kystes reposent sur un tissu sarcomateux à cellules géantes. L'évolution est bénigne.

Observation XVIII (König).

Jeune fille qui, à 13 ans, a commencé à souffrir dans la hanche. A l'âge de 15 ans, à la suite d'une chute, gonflement très considérable de la région douloureuse ; ce gonflement diminue peu à peu, mais il reste une tumeur. Opération : kyste, résection sous périostée du tiers supérieur de la diaphyse du fémur. Histologie : kyste renfermé dans un coque de tissu fibreux (fibro chondrome).

Observation XIX (Koubeliakine).

Femme de 25 ans, anémique, épuisée. Début de la maladie par douleur, au niveau du condyle interne, puis tumeur, qui en six mois devient de la grosseur d'une tête d'adulte (58 cent. de circonférence, 52 cent. de long). Tumeur indolore, dure, élastique par places et crépitation parcheminée en certains endroits. impotence du genou. Ablation de la tumeur. C'est un kyste à paroi épaisse ou très mince, selon les endroits. Liquide mucoïde. Pas d'examen histologique. Revue deux ans après, la guérison se maintient ; à la place du kyste existe une masse osseuse dure. Koubeliakine pense au ramollissement d'un sarcome bénin.

Observation XX (Séqui).

Enfant de 7 ans : à 6 ans, chûte sur le genou droit sans aucune conséquence. Six mois après nouvelle chute sur ce genou. Il resta alité sept jours et le médecin ne constata pas de fracture, mais trouva de la fièvre. Quelque temps après qu'il eut recommencé à marcher, sa mère constata une tuméfaclion à la partie supérieure du tibia qui évolua lentement. Trois mois après, nouvelle chute qui entraîne des douleurs vives, et l'enfant est conduit à l'hôpital, où l'on voit que la tuméfaction est lisse, dure, très douloureuse, sans crépitations parcheminée ni battements. Bon état général, pas de fièvre Radiographie : zone claire dans le tissu osseux. Opération : curettage du kyste. Ce kyste est tapissé par une membrane blanc bleuâtre. La paroi est formée par des lamelles osseuses. La membrane est constituée par des fibres grêles, analogues à celles des espaces médullaires voisins ; çà et là, blocs d'hématoïdine ; nids de grands myéloplaxes. Bactériologie, pas de microbes.

Observation XXI (Brade, Cas I).

Homme de 36 ans. En octobre 1906 fracture du crâne et contusion de la cuisse droite. Depuis Noël 1907, il se plaint de douleurs dans la cuisse et la jambe gauches. Le trochanter gauche est épaissi et douloureux à la pression. Radiographie : espace clair au niveau du trochanter. Opération : curettage d'une cavité kystique remplie d'une masse colloïde brunâtre (guérison). Histologie : aspect très différent suivant les points ; tissu conjonctif avec cellules rondes et fusiformes ; nombreux vaisseaux, aspect myxomateux, quelques îlots de cartilage.

Observation XXII (Brade, Cas II).

Femme de 23 ans. A la suite d'une syncope, elle ressent en se relevant une douleur à la jambe droite et au genou. Radiographie : foyer épiphysaire dans le tibia. A l'opération, une sérosité jaunâtre s'écoule de la profondeur après l'incision du périoste. Kyste de l'épiphyse rempli d'une masse spongieuse brunâtre, curettage, plombage iodoformé, guérison. Histologie : tissu complexe, présentant par places l'aspect de sarcome à cellules géantes ; en d'autres endroits, pigment brun et aspect myxomateux avec de nombreux vaisseaux.

Observation XXIII (Bradé, Cas III).

Homme de 36 ans. Il y a dix-huit ans, ostéomyélite du coude et de l'avant bras. En outre, depuis longtemps il souffre dans le cou de pied droit, et il y a 26 ans, une esquille se détacha de la malléole interne. Radiographie : kyste de l'extrémité inférieure du tibia ; curettage Liquide stérile ; paroi du kyste ; tissu conjonctif avec infiltration de petites cellules rondes.

Observation XXIV (Frangenheim).

Fillette de 9 ans. A l'âge de 2 ans, après une chute, son tibia gauche devient plus gros et augmente progressivement. A 4 ans, opération. Extirpation d'une tumeur composée uniquement de tissu fibreux et contenant un kyste à l'intérieur. Histologie : ostéite fibreuse typique. Cinq ans après, le tibia montre encore à la radiographie une masse sombre avec des taches claires, et on voit sur le péroné un autre foyer d'ostéite fibreuse avec un kyste.

SYNDROME CLINIQUE

De la lecture des 96 observations recueillies, on peut dégager un tableau clinique net et précis des kystes simples des os, car sauf pour ce qui concerne la pathogénie, toutes les observations donnent à peu de choses près les mêmes symptômes, la même évolution et la même étiologie.

Causes étiologiques. — Parmi les causes étiologiques invoquées, il faut citer comme la plus importante, le traumatisme. Dans presque toutes les observations on trouve le traumatisme signalé ; mais il faut remarquer que dans un certain nombre le traumatisme n'intervient que comme auteur d'une fracture dont le kyste déjà constitué a préparé la production en diminuant la solidité de l'os. Par conséquent, il faut éliminer tous ces cas et n'envisager le traumatisme comme facteur étiologique que dans les cas où il est antérieur à l'apparition de la tumeur kystique. Ces cas sont encore très nomdreux ; d'Arcis sur 35 cas trouve le traumatisme initial dans 25 cas. Nous-même nous arrivons à trouver le traumatisme dans les 2/3 des cas environ. Nous n'insistons pas davantage sur cette question du traumatisme, sur laquelle nous allons être obligé de revenir tout à l'heure à propos de la pathogénie.

Les kystes des os se développent surtout dans la jeunesse et l'âge adulte, dans la période de croissance de l'os. Le maximum de fréquence est entre 10 et 15 ans. A partir de 30 ans on n'en trouve que quelques cas rares jusqu'à 41 ans (obs. VI) qui nous paraît être à peu près l'âge extrême. Dans la statistique de Mikulicz portant sur 24 cas, il y en eut 20 au-dessous de 20 ans, 2 entre 20 et 30, 2 au-dessus de 30. Nous considérons donc comme ne répondant pas exactement aux faits, l'assertion de Moynac, qui dit, dans son article « kystes simples », de son *Précis de pathologie externe*, que ces kystes n'apparaissent guère avant 30 ans.

Le sexe est indifférent; la proportion est à peu près égale dans les deux avec cependant une légère majorité en faveur du sexe masculin.

La répartition des kystes dans les divers os du squelette est intéressante à remarquer. Les kystes ont une prédilection particulière pour trois os longs : le fémur, le tibia, l'humérus. Dans toutes les observations examinées, nous trouvons une proportion de 40 °/₀ pour le fémur, 30 °/₀ pour le tibia, 20 °/₀ pour l'humérus. Muller, dans sa statistique portant sur 40 cas, arrive à un résultat approchant : fémur 38 °/₀, tibia 22 °/₀, humérus 16 °/₀. Les autres os sont peu touchés. Nous ne trouvons que un ou deux cas de kystes pour les os suivants : métacarpiens, métatarsiens, péroné, cubitus, calcaneum, clavicule.

Anatomie pathologique. — Au point de vue anatomopathologique, les kystes osseux ont leur siège de prédilection dans la région juxta-épiphysaire des os longs. Hugh-Lett prétend qu'ils ne franchissent pas la ligne épiphysaire et ne pénètrent jamais dans l'épiphyse. Cette affirmation paraît cependant pouvoir être sujette à quelques exceptions puisque dans notre cas (obs. I) le kyste envahit un peu plus du tiers supérieur de la diaphyse et la tête humérale entière. Ils peuvent être uni ou multiloculaires et leur volume varie entre la grosseur d'une noisette et celle du poing. Ils sont constitués par une coque osseuse plus ou moins mince recouverte d'un périoste normal. L'intérieur de la cavité est lisse ou alvéolaire et recouvert dans certains cas par une membrane. Toutes les observations ne signalent pas cette membrane. Faut-il penser qu'elle existe dans certains cas et non pas dans d'autres? Nous croirions plutôt que dans les observations où elle n'est pas signalée c'est que cette membrane a disparu. Notre cas est typique à ce sujet : le kyste ouvert à la première intervention est dépourvu de membrane ; le kyste voisin, séparé seulement par une mince lamelle osseuse, possède une membrane. Dans le premier, il n'y a presque plus de traces de tissus organisés ; dans le second, il y a une paroi plus riche en éléments histologiques. Dans les autres observations, nous constatons que cette absence de membrane coïncide avec les cas anciens, dans lesquels l'os est détruit en grande partie et réduit à une même coque osseuse. Il semble donc que cette membrane initiale subit une régression et disparaît par suite de la progression du kyste comme disparaît tout le tissu osseux environnant. En tout cas, toutes les observations sont unanimes à constater que l'on ne trouve jamais un épithélium de revêtement sur cette membrane.

Le contenu du kyste est en général un liquide séreux, un peu sirupeux et légèrement teinté de sang. Quelquefois il est brunâtre, d'autres fois franchement hémorragique. Les cas dans lesquels on a trouvé la cavité remplie de pus ne doivent pas être rangés dans les kystes des os ; il s'agit là plutôt d'abcès osseux d'origines diverses. Ce liquide est en général privé d'éléments figurés et ce n'est que dans quelques cas rares qu'on a pu faire des cultures microbiennes. L'absence des crochets d'échinocoques permet de les différencier des kystes hydatiques.

L'aspect microscopique de ces kystes est très variable. De nombreux éléments disposés de façons différentes ont été trouvés. La présence du tissu conjonctif fibreux est très fréquente ; on note également la présence de tissu myxomateux, de débris de cartilages, de lamelles osseuses néoformées avec ostéoblastes, de cellules géantes étoilées, fusiformes, de tissu de granulation et de nombreux foyers hémorragiques. Nous ne faisons que signaler ces formations, car c'est sur leur prédominence et leur agencement que sont basées les théories pathogéniques et nous serons obligé d'en reparler dans l'exposé de ces théories.

Symptomatologie. — Au point de vue symptomatologique il est à remarquer que la majorité des malades ne viennent voir le médecin qu'à l'occasion d'une fracture qui le plus souvent est la conséquence d'un traumatisme très léger. Quelques-uns se sont aperçus de l'existence d'une grosseur avant la fracture ; pour d'autres, c'est la fracture qui est le signe initial.

Le symptôme douleur est rarement très prononcé. Le plus souvent elle est légère et parfois même n'existe pas du tout. L'impotence fonctionnelle du membre est peu marquée en général, sauf dans certains kystes douloureux ou situés très près de la hanche. Dans notre observation, le kyste qui atteignait l'humérus de la petite malade, même dans sa partie articulaire, ne la gênait pas. Ce n'est qu'après sa troisième fracture qu'elle éprouve une diminution de force dans son bras.

La fracture spontanée ou produite par une cause de même importance est tellement fréquente qu'elle ne doit pas être considérée comme une complication, mais comme faisant partie du tableau clinique des kystes des os. Ces fractures qui siègent en pleine tumeur kystique se présentent à peu de choses près avec les mêmes signes que les fractures d'un os sain. Sauf certains cas de pseudarthrose ou de consolidation retardée, elles guérissent très bien de la même façon qu'une fracture ordinaire.

Le kyste lui-même donne à la région qu'il occupe un aspect particulier selon son développement. En général il s'agit d'une tumeur régulière recouverte d'une peau normale. La consistance est dure, osseuse ou légèrement élastique. On sent sur sa surface quelques rugosités ou bosselures plus ou moins importantes. Parfois, mais dans la minorité des cas seulement, on a constaté de la crépitation parcheminée ; il n'y a pas de retentissement ni sur le système ganglionnaire, ni sur l'état général.

Si la tumeur évolue, elle évolue vers les points les moins résistants. L'ouverture spontanée au dehors est rare. Abandonnées à elles-mêmes, ces collections restent froides et indolentes à la pression ou spontanément. Pendant longtemps les téguments restent intacts et de coloration normale. Si des symptômes phlegmoneux se manifestent ils sont le plus souvent consécutifs à des ponctions exploratrices ou à un traumatisme. L'état général du sujet, bon en général, peut cependant être altéré par des douleurs excessives dues à des compressions nerveuses. Quand le kyste s'ouvre au dehors, la suppuration aggrave les lésions. Le plus souvent la marche est très lente, elle peut évoluer en plusieurs années et la récidive est possible. On comprend facilement les symptômes de compression observés si le kyste se développe dans le crâne, le rachis, les côtes ou le bassin.

La radiographie montre un espace clair situé dans une extrémité osseuse, espace qui est entouré tantôt d'une coque osseuse épaisse, tantôt d'une coque très mince, mais dont les bords sont toujours très nets.

En resumé, ces kystes sont ordinairement bénins et évoluent lentement. Nous trouvons cependant dans le cas de Koubeliakine notamment (obs. XIX) une évolution très rapide qui n'était pas due à la malignité du kyste, puisque la guérison se maintenait parfaite au bout de deux ans.

Diagnostic. — Le diagnostic des kystes osseux est toujours très difficile, car il y a un grand nombre d'affections osseuses qui donnent un aspect physique à peu près semblable et vu la rareté de cette maladie, on n'y songe pas toujours.

Et tout d'abord il faudra les différencier des ostéo-sarcomes. Ici, la variété histologique de la tumeur a une importance considérable. La variété médullaire à cellules rondes ou fusiformes sera facilement différenciée du kyste osseux bénin : la tuméfaction rouge chaude télangiectasique, la sensation de masses molles, la crépitation parcheminée, la généralisation fréquente par métastase et la cachexie rapide, sont autant de signes qui feront faire le diagnostic de sarcome malin.

Mais dans le sarcome à cellules géantes, l'erreur est plus facile et il existe une grande analogie dans l'évolution, et le tableau clinique avec l'ostéite fibreuse, et il est vraisemblable que ces deux affections ont souvent été prises l'une pour l'autre. Cependant le sarcome à cellules géantes s'observe plutôt après 20 ans ; c'est le contraire, nous l'avons vu pour les kystes osseux bénins ; la fracture spontanée est plus souvent notée dans cette forme que dans l'ostéite fibreuse d'une part et les sarcomes malins d'autre part. Mais l'évolution, le mode de début (post-traumatique), l'examen radiographique, sont souvent identiques et souvent c'est l'examen histologique, post-opératoire qui permet seulement d'établir un diagnostic ferme.

Les kystes osseux pourraient aussi être confondus avec le myxome. Mais le myxome pur est rare au niveau des os, on y observe surtout un chondro-myxome ou myxo-sarcome qui peuvent subir la dégénérescence kystique. Le diagnostic en est difficile avec le kyste simple, il se fera surtout par l'évolution qui, sans être aussi rapide que dans le sarcome, est moins lente que celle des kystes osseux, puis souvent on observe la généralisation avec la transformation en sarcome.

Les kystes hydatiques ont beaucoup d'analogie avec les kystes simples, cependant il existe souvent une fistule intarissable, laissant écouler des débris de vésicules ou de membranes, de plus la fracture se consolide très rarement à l'inverse de ce que l'on observe dans les kystes simples.

Les kystes osseux ont parfois été pris pour de l'ostéomyélite tuberculeuse, mais à la période d'état les fistules, les abcès, l'extension du processus aux articulations, la rareté des fractures feront aisément faire le diagnostic.

La même erreur a été commise et devant un kyste simple, on a pensé à de l'ostéomyélite chronique. Mais dans les formes prolongées on trouve des abcès osseux véritables et à côté d'eux des faux abcès, c'est-à-dire des infiltrations purulentes du canal des os longs situés au voisinage du bulbe de l'os, parfois dans la diaphyse. La forme de la cavité est ordinairement régulière, sphérique ou piriforme, tapissée parfois par une membrane. Le contenu est purulent ou parfois séreux d'emblée, et d'après Lannelongue, entre les deux on trouve tous les intermédiaires. Le microbe le plus fréquent noté dans le liquide est le staphylocoque (Bloch, Braun), ce qui différencie ces speudo-kystes des kystes vrais toujours amicrobiens. Les accidents fébriles, la suppuration et la fistulisation fréquente sont encore d'autres caractères différentiels.

Dans l'ostéomyélite chronique d'emblée décrite par Trelat et Demoulin, il existe des séquestres, une hyperostose et parfois des arthrites chroniques qui feront faire le diagnostic.

La périostite albumineuse peut également parfois

prêter à l'erreur, mais une fluctuation apparaît vite et quand on incise ou que l'on ponctionne la collection située entre le périoste et l'os et non à l'intérieur de l'os, on retire un liquide albumineux transparent, filant, visqueux, contenant quelques leucocytes et quelques globules rouges.

Une autre cause d'erreur est encore l'ostéomyélite syphilitique. A côté des formes hyperostosantes, il y a des cas où l'on observe une résorption progressive du tissu osseux entraînant des fractures spontanées, souvent multiples chez le même individu. Ces fractures peuvent survenir sans douleur dans un simple mouvement d'élévation du membre. Le traitement, véritable pierre de touche, aidera beaucoup à faire le diagnostic, qui pourra être confirmé par une réaction de Wassermann.

La maladie de Paget également est très voisine de cette affection, les os y sont hypertrophiés et épaissis et peuvent présenter des kystes multiples ; mais les diaphyses sont incurvées en arc de cercle, et les os du crâne sont souvent les premiers atteints.

Dans l'ostéomalacie on signale aussi dans plusieurs cas des kystes osseux remplis d'un liquide coloré par du pigment sanguin et enveloppés par une membrane plus ou moins régulière. Mais la fragilité, le ramollissement de tout le squelette, survenant surtout chez une femme puerpérale, fera faire le diagnostic.

Malgré les signes spéciaux de chacune de ces affections, le diagnostic restera souvent incertain. La radiographie est évidemment un précieux auxiliaire, mais il ne faut pas toujours compter sur elle pour trancher le diagnostic. Bien que Beck et Lewis prétendent que les signes radiographiques des kystes simples soient très nets, et que le diagnostic par la radiographie est facile et même supérieur à l'examen histologique, nous croyons que la différenciation par la radiographie n'est pas toujours chose aisée. Pour ces auteurs, en effet, on observerait une cavité transparente, ovale, fusiforme ou triangulaire, entourée d'une même couche corticale, lisse et régulière. Jones et Morgan, qui ont cependant une grosse habitude de la question, disent que les rayons X seuls ne peuvent pas différencier un kyste d'un sarcome médullaire à marche lente.

Ritter cite le cas d'un garçon de 6 ans, chez lequel la radiographie diagnostiquait un kyste osseux, et à l'opération on trouva une ostéomyélite tuberculeuse, confirmée par l'examen histologique. C'est dans ce sens que conclut Mauclaire, lorsqu'il dit : « Il n'existe pas de signe radiographique certain des kystes osseux et souvent le diagnostic restera hésitant jusqu'à l'intervention ».

Traitement. — Le traitement ne peut être que chirurgical et doit s'inspirer de ces deux points : 1° guérir le kyste ; 2° garder un membre utile.

Au début on se contenta d'ouvrir et de curetter le kyste. Les résultats furent bons entre les mains de Bloodgood, Sonnenburg, Beck, Schlange, etc. Mais ce procédé, outre qu'il donne une convalescence très longue, est inapplicable, comme le dit Hugh Lett, dans les kystes très volumineux et surtout compliqués de fractures.

En place d'un pansement occlusif, après l'ouverture et le curettage, certains auteurs essaient de remplir la cavité avec une pâte iodoformée (Mosetig, Moorhof), la paraffine (A. J. Valton), de l'os décalcifié (Curtis), de l'ivoire (Kaposi), etc.

Actuellement le procédé de choix, c'est la résection du kyste avec greffe pour les grandes pertes de substance, ou sans greffe (petites pertes de substance, os courts). Les greffes osseuses de plus en plus employées, sont empruntées surtout au péroné, soit du malade lui-même, soit à un membre amputé. Ce procédé est préconisé par Braun, Lexer, Hugh Lett, etc. Pour notre part, dans l'observation N° 1, le Dr Canaguier a essayé la greffe animale et la radiographie faite cinq semaines après l'intervention montre que l'on peut espérer la reprise de l'os greffé. Enfin, d'autres auteurs comblent la perte de substance, résultat de la résection, par une tige d'ivoire ou d'ébène.

PATHOGÉNIE

En abordant la pathogénie des kystes solitaires des os, nous touchons au point très certainement le plus important et le plus controversé de la question ; l'accord est loin d'être fait et peut être bien loin de se faire. Chaque auteur prenant pour base son observation personnelle, a proposé une certaine explication pathogénique, ou bien s'est rangé à telle ou telle théorie déjà émise. Faut-il chercher, comme le pense Fujii, les causes de ce désaccord dans la rareté de la maladie, sa nature bénigne, qui rend les autopsies exceptionnelles, la situation des kystes dans l'extremité des os, ce qui a obligé des chirurgiens n'ayant en vue que la fonction du membre à faire des opérations économiques, et par conséquent à fournir au laboratoire des pièces incomplètes ou insuffisantes. Ce sont là bien évidemment des causes sérieuses de dissentiment, et Lexer a raison en disant que pour établir la pathogénie d'un kyste, il ne faut pas simplement l'examen histologique d'une partie du kyste, mais l'examen non seulement du kyste entier, mais encore de l'os avoisinant. C'est sans doute pour avoir tablé sur des notions anatomo-pathologiques insuffisantes, que nombre de divergences de vues se sont produites.

Mais il y a encore une autre raison non moins importante, c'est la date de l'examen histologique. L'aspect microscopique des kystes des os est éminemment variable suivant leur âge. Depuis le début du kyste, où l'on peut voir les divers éléments dans leur œuvre de formation jusqu'aux périodes ultimes où la disparition des tissus est presque complète, l'os étant réduit à une mince coque de substance compacte entourant une masse liquide, il y a place pour une foule d'états intermédiaires. Selon le moment auquel on surprendra l'évolution d'un kyste, on aura tel ou tel aspect histologique avec prédominance de tel tissu qui fera pencher en faveur d'une des théories en cours.

A l'heure actuelle nous nous trouvons donc en présence d'opinions diverses parmi lesquelles il est bien difficile de faire un choix. Telle opinion qui expliquera parfaitement un groupe d'observations ne pourra cadrer avec un autre groupe et bien mieux, certains auteurs ayant publié plusieurs observations ont dû les rattacher à des hypothèses pathogéniques différentes.

Nous allons exposer, aussi clairement que possible, chacune des théories pathogéniques et voir quelles objections on peut leur faire.

Nous laisserons de côté les théories qui attribuent les kystes à des maladies telles que l'ostéomalacie (Harten, Rindfleisch), le rachitisme (Beck), la maladie de Barlow (Fraenkel), etc., car les kystes que l'on trouve dans ces affections n'ont aucun rapport avec les kystes solitaires des os, tels que nous les comprenons dans notre définition.

Théorie de Frangenheim. — Cette théorie des kystes calleux de Frangenheim ne réunit que peu d'adeptes.

Ces cals kystiques (cals soufflés de l'Ecole de Lyon) ne peuvent être assimilés aux kystes solitaires des os. Cette théorie paraît difficilement admissible ; elle ne le serait que si dans toutes les observations de kyste des os, le kyste n'avait été diagnostiqué qu'après la consolidation d'une fracture. Mais il y a des observations de kystes diagnostiqués et opérés avant toute fracture, d'autres observations relatent l'existence du kyste à l'occasion d'une première fracture et dans les premiers jours après l'accident, moment où la question du cal ne se pose même pas. Enfin, pourquoi la rareté de cette maladie eu égard au nombre considérable de fractures? Nous n'insisterons pas davantage et passerons de suite aux théories principales.

Théorie de Virchow. — La théorie de Virchow, la première en date, remonte à 1876. Virchow à l'autopsie d'une femme de 56 ans morte de sarcome à cellules géantes, avec métastases, trouve un kyste de l'extrémité supérieure de l'humérus qu'il pense, en raison de ses caractères histologiques, être issu du ramollissement d'un enchondrome (obs. II). La publication de ce cas eut un grand retentissement et au cours de travaux ultérieurs sur la question des kystes des os, tous les auteurs disent : Théorie de Virchow = Ramollissement d'un chondrome. Or, Fujii fait remarquer que poser cette égalité est une inexactitude qui a poussé des racines si profondes que parler de la théorie de Virchow impose immédiatement cette proposition : la pathogénie des kystes des os est le ramollissement d'un chondrome. Virchow a bien dit, en effet, que son cas avait, à son avis, cette genèse, mais il n'a pas étendu cette hypothèse à tous les autres cas existants, et la meilleure preuve c'est qu'après avoir examiné le cas célèbre des kystes multiples de Froriep, il pense que dans ce cas il faut chercher la pathogénie du côté du sarcome. Donc, sous l'épithète de théorie de Virchow, il faut comprendre non pas seulement le ramollissement d'un enchondrome, mais encore les ramollissements des sarcomes et des cas voisins : ramollissement de débris cartilagineux (Bostrom), ramollissement de fibro-chondrome (König).

D'après cette théorie, il faut admettre l'existence dans l'os d'une tumeur préexistante soit chondrome, fibro-chondrome, sarcome, etc., qui à un certain moment de son évolution fond en partie, amenant ainsi la production d'un kyste. Les observations de ramollissement dans chondrome, signalées par Virchow (obs. II), Rumpel, König (obs. XVIII), celles de ramollissement de sarcome à cellules géantes publiées par von Haberer (obs. XVII), Tietze (cas II), Fujii (obs. VI), Boström (cas III), Lewis, Studeny, etc., relèvent de cette théorie. Channing C. Simmons, pense aussi que les kystes des os sont dus à la dégénérescence de tumeurs préexistantes par ramollissement d'un chondrome ayant lui-même son origine dans une inclusion de cartilage épiphysaire ; mais dans ses trois cas personnels, nous ne voyons rien qui puisse justifier cette opinion. Volkmann étend davantage les limites de cette question et pour lui l'origine des kystes peut être due au ramollissement d'une tumeur quelconque.

Il faut également rapprocher de ces cas, les kystes dus au ramollissement d'un myxome. Ces cas ne sont pas très nombreux, mais nous possédons au moins un cas non douteux de kyste d'origine myxomateuse, c'est celui de Nové-Josserand et Bérard (obs. XV). A propos de ce cas, ces auteurs insistent sur ce fait que le ramollissement d'un myxome fréquent pour les myxomes des tissus mous, est au contraire très rare dans les os. D'ailleurs, le myxome des os est une affection très rare si l'on considère seulement les cas de myxomes purs, tels que ceux décrits par Virchow, Cornil et Ranvier, Volkmann, Lücke, Tedenat.

A la lecture des 96 observations de kystes des os que nous avons recueillies, nous avons été frappé de la fréquence du tissu myxomateux dans la texture de la paroi des kystes des os. Ainsi, parmi les observations que nous citons et qui ont été choisies, non pas en vue de l'anatomie pathologique, mais surtout en vue de la pathogénie, nous trouvons la présence du tissu myxomateux signalée dans six cas sur 23. Dans tous les cas où on l'a rencontré, il était en petite quantité et mélangé à d'autres tissus plus importants. Nous nous contentons simplement de faire cette remarque sans chercher à en tirer des conclusions.

Quoi qu'il en soit, c'est le ramollissement du sarcome ou du chondrome que l'on rencontre le plus souvent à la base des kystes osseux. L'enchondrome est signalée moins souvent par les auteurs; d'autre part, certaines observations ne sont pas concluantes. En effet, les tissus constitutifs des kystes des os étant très nombreux et divers, le cartilage a été souvent signalé. Dans presque tous les cas où l'examen a porté sur la pièce entière, on a trouvé du cartilage sous forme d'amas plus ou moins abondant dans telle ou telle partie de cette pièce. Les observations dans lesquelles l'examen microscopique n'a porté que sur des morceaux de la pièce et qui signalent l'absence de cartilage, ne peuvent donc pas entrer en ligne de compte. Mais d'une façon générale, le tissu cartilagineux est trop peu abondant (sauf certains cas) pour lui faire jouer un rôle aussi important que celui d'être le point de départ des kystes des os et il y a toujours la possibilité d'émettre l'hypothèse que les amas cartilagineux trouvés sont de date récente et par conséquent, postérieurs à l'origine du kyste. Aussi, il paraît difficile d'admettre l'opinion de Virchow et de Schneider qui veulent faire dériver d'îlots cartilagineux, qui existent fréquemment dans l'os adulte, tous les kystes des os dont l'origine est douteuse.

Le sarcome est donc la tumeur la plus fréquemment incriminée dans la genèse des kystes osseux par fonte tumorale.

Cette opinion a soulevé bien des discussions et bien des critiques. Un grand nombre d'auteurs prétendent que la théorie du sarcome est erronée en raison de la bénignité des kystes des os. On sait que ces kystes ne récidivant pas après opération, ne provoquent pas de métastases, évoluent lentement et durent très longtemps sans provoquer de retentissement sur l'état général, consolident les fractures spontanées à leur niveau, en un mot sont essentiellement bénins. Or, il est difficile d'admettre qu'une telle affection se développe sur une base sarcomateuse, puisque le sarcome est de nature maligne, provoque des métastases, a une durée relativement courte et ne consolide jamais les fractures spontanées qu'il provoque.

Mauclaire, se basant sur la statistique de Bloodgood, où il y a 29 cas dont la durée est de 2 à 10 ans, dit « qu'il n'est pas d'exemple de sarcome osseux, périostique ou médullaire ayant duré deux ans ». C'est pour cette même raison de bénignité que Rehn, en 1904, à propos de son cas dans lequel le diagnostic histologique du kyste était : sarcome à cellules géantes, croit devoir considérer ces sarcomes non comme de vrais sarcomes, mais comme des tumeurs à aspect sarcomateux, développées sur une base inflammatoire. Von Recklinghausen est aussi du même avis et il range ces sarcomes kystiques dans le cadre de l'ostéite fibreuse : « Je puis déclarer, dit-il, bien fondée cette théorie : tous les processus dans lesquels des tumeurs myéloïdes, avec tendance à formation kystique, n'amènent jamais de métastase squelettique ou dans d'autres organes, doivent être attribués à une même maladie, dont ils ne sont que des variantes : l'ostéomalacie métaplastique qui elle-même est de l'ostéite fibreuse. »

Une autre objection se rapporte à l'aspect des cellules géantes. Ces cellules, dans les kystes osseux à base sarcomateuse, ne sont pas, pour quelques auteurs, de vraies cellules géantes de sarcome. Tandis que la cellule géante de sarcome fait partie intégrante de la tumeur, la cellule rencontrée dans les kystes des os paraît pour ainsi dire étrangère à la tumeur, et se comporte comme un corps étranger. Lubarsch, à l'examen du cas de Gaugele, considère les parties sarcomateuses à cellules géantes, non comme néoplasiques mais comme inflammatoires et il en donne pour preuves : « l'état général bon, le peu d'importance de la tuméfaction osseuse à l'endroit des masses brunes, l'absence de tendance dans ces masses brunes à s'épancher au dehors, la tendance à la guérison de toutes les fractures. » Pour lui, les sarcomes bruns à cellules géantes ne sont pas de vrais sarcomes, mais des tumeurs inflammatoires, consécutives à une hémorragie *in situ*. Konjetzny, à l'étude microscopique d'un sarcome du calcaneum, considère la partie sarcomateuse non comme néoplasique, mais comme inflammatoire.

Une autre objection d'ordre plus général et basée sur la théorie de la spécificité cellulaire de Bar a été appliquée par Pollosson et Bérard à cette théorie pathogénique. Puisqu'on ne trouve dans l'os normal, ni cellule cartilagineuse, ni cellule à myéloplaxes (cellules géantes multinucléées) on ne doit pas considérer comme tumeurs osseuses les enchondromes et les tumeurs à myéloplaxes.

Enfin, pourquoi, si l'on admet cette théorie, créer un nom nouveau de maladie et dire : kystes solitaires des os, au lieu de : sarcome avec cavité de ramollissement? A cela les partisans de la théorie sarcomateuse répondront que ces cas sont tout à fait spéciaux, et doivent être classés à part, car la partie importante chez eux n'est pas la tumeur, mais le kyste qui s'agrandit aux dépens de la tumeur.

Théorie de l'ostéite fibreuse. — L'ostéite fibreuse a été signalée en 1891 par Von Recklinghausen, et l'on ne trouve sa description que dans diverses communications, les ouvrages classiques étant encore à peu près muets sur cette question. Voici comment Von Recklinghausen décrit cette maladie : c'est une affection voisine de l'ostéomalacie, dans laquelle les os sont atteints par une ostéite spéciale, caractérisée par la formation de tissu fibreux dans la moelle, la combinaison de foyers fibreux, noyaux cartilagineux et kystes, déformation (allongement, courbure) des os, ensemble de symptômes se montrant de préférence chez des individus âgés et atteignant l'ensemble du squelette. Telle est la forme généralisée de l'ostéite fibreuse dont Recklinghausen considère la maladie de Paget comme une forme sclérosante. A côté de cette ostéite fibreuse généralisée, il y a une ostéite fibreuse qui se développe chez les jeunes gens, et se caractérise par des foyers isolés de tissu fibreux, avec kystes et cellules géantes et fibrose de la moelle. C'est seulement cette dernière forme qui nous intéresse dans la question des kystes solitaires des os.

Depuis la publication de Recklinghausen, les travaux se sont rapidement multipliés, de telle sorte qu'à l'heure actuelle, il y a une tendance très manifeste, de la part de la grande majorité des auteurs, à ranger les kystes osseux dans le cadre de l'ostéite fibreuse. Gottstein (obs. XVI) est un des premiers qui fait dériver son cas de l'ostéite fibreuse. Ensuite Mönckeberg, en 1904, publie un cas de kyste par ostéite fibreuse. Les observations de Decken, Tietze, Küster, Milner, Gehring, Von Haberer, Joachimsshal, Bockenheimer, Brandes, Frangenheim (obs. XXIV) Mauclaire, etc., se rapportent à cette théorie.

Dernièrement, Recklinghausen, dans ses recherches sur le rachitisme et l'ostéomalacie, étudie les kystes solitaires des os déjà publiés, et il déclare que la plupart se sont développés sur le terrain de l'ostéite fibreuse. Les preuves qu'il donne sont la présence de : 1° tissu conjonctif en masse, à fibres fines, la plupart du temps pauvre en cellules ne contenant que des petites cellules en fuseau ou étoilées et en général, pauvre en vaisseaux; 2° ostéoclastes ou cellules géantes autant que possible rassemblées en amas et en nid ; 3° travées osseuses, aussi bien vieilles, encore calcaires et éventuellement en voie de résorption lacunaire, que jeunes, de néo-formation, sans calcaire.

Hugh Lett (obs. V) à propos de son cas, dit qu'il ne peut encore, dans l'état de la question, conclure fermement ; mais il pense que « la formation de son kyste est associée à un processus local de nature inflammatoire. Ce processus a conduit à la formation fibreuse de la moelle, avec destruction du vieil os et formation de tissu ostéoïde récent et lamelles osseuses ».

Il nous semble que ce cas n'est pas de nature inflammatoire, mais doit être rattaché à l'ostéite fibreuse. En effet, à la lecture de la description microscopique faite par Turnbull, nous trouvons la dégénérescence fibreuse de la moelle, la masse fibreuse de la paroi du kyste très développée, pauvre en cellules fusiformes ou étoilées, la résorption active de l'os, la néo-formation de travées osseuses, autant de points qui répondent aux conditions qu'exige Recklinghausen, pour diagnostiquer l'ostéite fibreuse.

Dans notre cas (obs. I), l'examen microscopique a révélé les signes d'une ostéite fibreuse, et le Dr Beauchef, qui a fait cet examen, a pu conclure que la genèse de ce kyste huméral était due à l'ostéite fibreuse de Recklinghausen.

Théorie de l'ostéo-dystrophie de Mikulicz. — A cette

théorie de l'ostéite fibreuse, nous croyons devoir adjoindre une autre théorie qui eut son moment de vogue, c'est la théorie de l'ostéo-dystrophie de Mikulicz. Cet auteur se basant sur 4 cas personnels et 20 cas trouvés dans la littérature, prétendit que l'origine des kystes osseux était dans une maladie spéciale de l'os qu'il appelle ostéo-dystrophie.

Cette hypothèse acceptée d'emblée, sur l'autorité de Mikulicz par un grand nombre d'auteurs, commença bientôt à être discréditée. En effet, Mikulicz n'a pas décrit d'une façon nette et précise cette ostéo-dystrophie. Il dit bien que dans les cas étudiés par lui, il ne saurait être question d'une origine tumorale, qu'il a trouvé dans ces cas un tissu conjonctif (tissu ostéoïde) avec cellules géantes, mais quel est le processus de cette maladie ? Les indications sont très vagues. Tietze lui-même, élève de Mikulicz, et champion de cette théorie à la première heure, avoue que son maître ne s'est pas suffisamment expliqué, et à l'heure actuelle, Tietze fait rentrer dans le cadre de l'ostéite fibreuse de Recklinghausen, l'ostéo-dystrophie de Mikulicz.

Théorie inflammatoire. — Cette théorie a pris naissance lorsque Gosselin en 1875, décrivit les kystes des maxillaires comme des kystes inflammatoires. Il se forme, disait Gosselin, « une variété d'ostéite se traduisant par la formation de sérosité dans l'intérieur de l'os... l'irritation de l'os peut produire l'ostéite séreuse et kystogénique, comme elle peut produire aussi l'ostéite hypertrophiante ». Cette théorie de l'ostéite kystogénique, acceptée par Guyon, Godefroy, etc., fut vivement attaquée par Albarran, qui démontra, que dans les kystes des maxillaires, on trouvait toujours un revêtement épithélial les tapissant à l'intérieur, ce qui indiquait leur origine par débris paradentaires.

Cette théorie d'ostéite kystogénique, remaniée et mise au point, d'accord avec les théories actuelles de l'inflammation, a été adaptée à la pathogénie des kystes autres que ceux des maxillaires, et nous la trouvons ici dans la genèse des kystes simples des os.

Les travaux de Poncet, Dor, Bar, sur la périostite albumineuse, sont venus apporter un appui à cette théorie. Grâce à ces travaux, il est admis que la périostite albumineuse a pour origine une infection atténuée, due, soit au microbe spécial décrit par Dor, soit à d'autres microbes. Une infection peut donc, en ne se développant pas complètement (résistance de l'individu, ou peu de virulence des microbes) aboutir à la formation d'un exsudat séreux. Cet aboutissant d'une infection atténuée que l'on constate dans la périostite albumineuse, peut par extension être appliquée à la pathogénie des kystes osseux, si l'on admet (ce qui est logique d'après l'anatomie normale de l'os) que ce processus péri-osseux peut très bien se produire de la même façon en profondeur dans l'intérieur de l'os. « Que l'on suppose, dit Nové-Josserand, l'infection atténuée développée plus profondément et au même degré de virulence que celle de la périostite albumineuse, on aura un abcès des os à contenu séreux, un véritable kyste inflammatoire des os ».

Cette théorie, préconisée par l'école lyonnaise, a fait l'objet de la thèse de deux de ses élèves, Feyat et Sequi. Feyat rapporte un cas de kyste trouvé à l'autopsie d'une femme de 35 ans, et il conclut que la pathogénie de son cas est une infection atténuée, analogue à celle de la périostite albumineuse, qui a amené une ostéite raréfiante kystique. Sequi, dans un cas de kyste du tibia, a constaté une poussée fébrile au début. Le liquide du kyste était stérile, et les inoculations n'ont pas donné de résultat, ce qui semble indiquer que le processus inflammatoire était éteint. Le professeur Paviot, qui a fait l'examen bactériologique et histologique de ce cas, a vu autour de l'exsudat, une membrane enkystante (produit de réaction du tissu osseux à l'infection), constituée par des fibrilles analogues à celles des espaces médullaires voisins, et il conclut : « il paraît s'agir en somme d'un processus chronique en grande partie éteint, ne semblant relever ni de la tuberculose, ni de tumeur, mais d'une inflammation ».

Dans le cas III de Brade (obs. XXIII), le kyste est produit par une inflammation d'origine ostéomyélitique. Kaposi admet également l'origine inflammatoire ; il s'agit pour lui d'une ostéite particulière, à forme kystique, qu'il rapproche de l'ostéodystrophie de Mikulicz.

Le cas de Corson (obs. X), se rapporte à une jeune fille qui, après une typhoïde, commence à souffrir et à voir un gonflement dans son bras. L'adhérence du périoste autour du kyste indiquait une inflammation qui, en raison de l'évolution de la maladie et de son début, après une dothiénentérie, pouvait être rattachée à l'infection typhique.

Roepke rattache son cas à une origine infectieuse (inflammation chronique non suppurée).

Braun (obs. XI), rapporte un cas de kyste d'origine

inflammatoire chronique typique ; la paroi est formée de tissu de granulation contenant des leucocytes et un microbe qui cultivé, a donné des cultures de staphylococcus pyogène albus. Dans un cas de Gehring, on a pu obtenir par culture des colonies de staphylocoques.

Beck pense que les kystes osseux sont le produit d'une ostéite inflammatoire raréfiante, voisine de l'ostéo-malacie et du rachitisme, et dont le traumatisme serait une cause prédisposante.

Théorie traumatique. — La très grande fréquence du traumatisme dans les kystes des os, a fait naître l'opinion que l'origine de ces kystes devait être recherchée dans le traumatisme. Engels, Kummer, Heinecke, d'Arcis, Glimm, Bloodgood, Buchanam, Benecke, Böttlicher, etc., admettent cette hypothèse traumatique. Brade, d'après ses observations personnelles et d'autres, n'ose pas se prononcer catégoriquement en faveur de cette théorie ; mais il dit que le traumatisme, de par sa fréquence étiologique, doit certainement jouer un rôle très important dans la pathogénie des kystes osseux.

Presser a observé assez fréquemment chez les sujets jeunes, qu'après un traumatisme, le plus souvent une chute sur la main, il se produit au bout de quelque temps une ostéite raréfiante du scaphoïde, qui aboutit finalement à la fracture spontanée de cet os. Presser pensait qu'il s'agissait d'une ostéite raréfiante du scaphoïde par troubles trophiques due à la déchirure d'une portion du ligament radio-carpien dorsal, contenant les vaisseaux nourriciers de l'os.

Cette conception fut adoptée par Kienböch pour expliquer « la malacie traumatique » qu'il avait décrite au niveau du semi lunaire. Harrisch et Hirsch montrèrent, par contre, que sur la radiographie du scaphoïde, on constatait un fin trait de fracture venant déboucher dans la cavité centrale. Hirsch et Wollenberg purent même constater les lésions du scaphoïde au cours d'opérations. Hirsch vit que l'espace clair arrondi, bien limité, qu'on remarquait sur la radiographie, était du à une destruction de la couche spongieuse remplie d'une boue sanglante. Dans le cas de Wollenberg, on voyait la trace d'une ancienne fracture mal guérie. L'appareil ligamenteux était intact. Au microscope, le tissu fibreux entourant le kyste, présentait un grand nombre de cellules géantes. Le périoste montrait en certains endroits une régénérescence, une formation de cal atténuée. Il y avait donc bien eu fracture au moins incomplète, du scaphoïde. Aussi Wollenberg pense-t-il qu'il s'agit dans ce cas d'une forme localisée d'ostéite fibreuse d'ostéo-dystrophie kystique de Mikulicz développée sur la base d'une ancienne fracture ou fêlure du scaphoïde, en un mot qu'il s'agit d'un kyste osseux traumatique.

Pour expliquer comment le traumatisme pouvait engendrer un kyste, ces auteurs font intervenir l'hémorragie intra-osseuse consécutive au choc. Kummer pense que cette hémorragie est suffisante pour provoquer la médullisation de l'os et ultérieurement un kyste. Böttlicher dit que dans les kystes des os, il ne faut voir que le reliquat d'un hématome osseux traumatique. Pour d'Arcis, l'hémorragie traumatique dissocierait le cartilage et causerait une inflammation mécanique suivie de processus de résorption.

Fujii range son cas II (obs. VII) dans la théorie traumatique, bien que les parents de l'enfant ne signalent pas de traumatisme au début de la maladie. Mais il faut remarquer qu'il s'agit d'un hémophyle et qu'un traumatisme minime passant inaperçu, a suffi à provoquer l'hémorragie. Le foyer hémorragique restant liquide dans la moelle de l'os, transmet à tout l'os environnant les pressions qu'il supporte ; la béance des vaisseaux qui alimentent ce foyer, augmente la pression intérieure par l'afflux du sang. Cette pression rend difficile la pénétration d'éléments organisants et peu à peu il se produit une atrophie et une résorption osseuse qui aboutit à la formation d'un kyste sanguin osseux.

Quoi qu'il en soit, traumatisme et hémorragie, tels sont les deux facteurs capables de provoquer la formation d'un kyste osseux dont le contenu peut être, selon les cas, sanguin, séro-sanguin ou séreux.

A cette théorie, on a fait une objection capitale ; il est étonnant de constater la rareté des kystes des os, eu égard à la grande quantité de traumatismes osseux (fractures, contusions, etc.). Si le traumatisme était vraiment le point de départ d'un kyste, on devrait rencontrer les kystes osseux aussi fréquemment que les ostéomyélites, par exemple. Or, il n'en est rien. Lexer conclut de ce fait que le traumatisme que l'on envisage comme une cause première, n'est en réalité qu'une cause secondaire. « Si le traumatisme est léger, dit-il, il est difficile de lui attribuer le grand changement que l'on rencontrera ultérieurement dans l'os ; s'il est grave, son rôle devient encore plus douteux, car pourquoi ne trouve-t-on pas de kystes dans tous les traumatismes journaliers ? »

Pour étayer cette opinion, Lexer a pratiqué les expériences suivantes : dans l'épiphyse inférieure du fémur d'un chien, il a foré un trou par lequel il a détruit le tissu spongieux. L'animal a été sacrifié trois mois après et il a trouvé l'épiphyse remplie d'un tissu spongieux à mailles étroites et très solides ; il n'y avait pas de kyste. Il a répété ces expériences sur des veaux et a introduit dans l'épiphyse, préalablement curettée, des débris de cartilage. Le résultat a été le même.

Milner trouve peu probant les résultats expérimentaux de Lexer, car les expériences faites ont été trop peu nombreuses et le traumatisme du cortex osseux a été insuffisant. Fujii reproche à Lexer de ne pas avoir introduit dans la cavité épiphysaire du sérum au lieu de l'avoir laissée se remplir par le sang. En effet, ce sang en se coagulant formait une masse solide qui ne pouvait transmettre à l'os environnant les pressions intégrales comme l'aurait fait un liquide.

Tietze dans ses recherches sur les lésions du tissu osseux dans les fractures, conclut contre la théorie traumatique. Il prétend qu'un os dans lequel on trouve un kyste consécutif à un traumatisme n'est pas un os sain, ou bien il y avait dans cet os des foyers préexistants, ou bien l'os avait perdu son pouvoir de régénération.

D'autre part, dans un certain nombre de cas de kystes simples des os, le traumatisme ne peut être considéré comme la cause efficiente. Dans plusieurs observations, le premier traumatisme est celui qui produit une fracture ; or déjà à ce moment, le kyste est formé, puisque c'est à cause de lui que la fracture a eu lieu par suite de la fragilité toute particulière de l'os.

Théorie parasitaire. — Ce n'est pas à proprement parler une théorie, mais plutôt une hypothèse pas encore démontrée. Forgue, dans son *Traité de pathologie externe*, dit que les kystes simples des os sont formés de types très disparates, et il les divise en kystes des maxillaires, kystes compliquant des affections osseuses diverses (actinomycose, ostéomalacie), kystes par ramollissement de certaines tumeurs. Il conclut que « la plupart des observations des kystes simples des os doivent être rattachées à des kystes hydatiques méconnus. »

Pour cet auteur, le kyste se développe dans la région épiphysaire ou juxta-épiphysaire des os, lieu d'élection du parasite. La vascularité exceptionnelle de cette zone, le rôle de vecteurs que jouent les vaisseaux à l'égard de l'embryon hexacanthe expliquent cette localisation. En effet, pour ses partisans cette théorie réside dans ce fait ; l'ingestion d'un œuf de tœnia, quels que soient les modes de pénétration et les accidents divers par lesquels passe cet œuf pour aller du tube digestif du chien au tube digestif de l'homme. Pour 3,000 observations de kystes hydatiques viscéraux, Gangolphe n'a pu retenir que 32 cas d'échinocoques des os. Cette rareté des lésions osseuses ne peut guère s'expliquer que par le trajet long et compliqué que doit parcourir le parasite avant d'arriver au squelette. Le traumatisme agit en activant la marche des lésions restées latentes jusque-là ou bien en déterminant la localisation du parasite dans le point lésé. Le séjour des vésicules dans les aréoles osseuses paraît leur imprimer une forme, des dimensions spéciales, un mode de prolifération particulier d'où résulte l'aspect multiloculaire des kystes hydatiques des os. Les échynocoques si fréquents dans les parties molles chez les animaux, n'auraient été observés que deux fois dans les os d'après Cadiot et Almy.

Poncet, dans le *Traité de chirurgie* (Duplay et Reclus) étudie également la pathogénie des kystes simples des os et il ajoute : « kystes hydatiques ou parasitaires méconnus, c'est dans cette voie qu'il faut chercher. »

Nous devons faire des réserves sur ces opinions qui sont peut-être vraies, mais que rien n'est venu encore démontrer. Jusqu'à preuves plus certaines, nous devons nous en tenir aux théories précédemment exposées, qui s'appuient sur des faits cliniques ou histologiques bien étudiés.

Discussion des théories pathogéniques

La diversité des pathogénies données aux kystes simples des os montre combien est encore obscure cette question. Nous avons signalé, au début de l'exposé pathogénique, les raisons de ces divergences d'opinions et de toutes ces théories diverses, un fait se dégage : bon nombre d'observations de kystes osseux sont dissemblables et chaque auteur a eu à envisager des cas ne ressemblant en aucune façon au voisin. Prenons par exemple deux observations, celle de Hugh-Lett (obs. V) et celle de Fujii, cas I (obs. VI). Dans la première, la caractéristique histologique est la prédominance de tissu fibreux avec pauvreté en cellules fusiformes, étoilées et géantes ; dans la deuxième, la caractéristique est au contraire la richesse incomparable en éléments cellulaires (fusiformes, géantes, étoilées) et la pauvreté relative en tissu fibreux. Nous pourrions multiplier ces exemples, mais cela est inutile, car nous allons toucher du doigt ces dissemblances histologiques dans la discussion de chacune des théories que nous venons de décrire.

Nous allons reprendre ces théories et analyser les critiques formulées, en nous basant sur l'ensemble des observations publiées.

A la théorie de Virchow qui donne comme pathogénie aux kystes des os le ramollissement d'un sarcome, on a fait deux objections principales : 1° les tumeurs sarcomateuses à la base des kystes des os ne sont pas de vrais sarcomes ; 2° la bénignité de l'affection exclut l'hypothèse d'un sarcome.

A la première critique, on peut objecter que dans tous les cas que leurs auteurs ont cru devoir rattacher à cette genèse, l'examen histologique est affirmatif ; il s'agit de tissu sarcomateux à cellules géantes. Vouloir maintenir cette objection, c'est mettre en doute des faits histologiques minutieusement observés par des anatomopathogistes de valeur.

Si dans leurs observations ils avaient eu un doute sur la nature sarcomateuse des tissus par eux examinés, ils n'avaient aucun intérêt à dénaturer les faits et à affirmer un sarcome là où il n'y en avait pas. Mais, bien plus, certains auteurs prévoyant cette objection ou y répondant, ne se sont pas contentés de donner simplement le résultat histologique. Ils ont particulièrement insisté sur ce point, de façon à préciser davantage. Parmi ceux-là, citons : Von Haberer qui a repris dernièrement ses premiers cas diagnostiqués sarcomes et affirme formellement qu'il s'agit bien de sarcomes vrais et que les cellules géantes observées dans ces cas ne sont pas, comme le pense Gaugele, des cellules géantes de nature inflammatoire, mais des cellules géantes sarcomateuses véritables. Fujii, à l'occasion de son cas I, pour répondre aux objections de Lubarsh, a contrôlé son cas par l'examen de coupes de sarcomes osseux à cellules géantes, avec cavités de ramollissement. Il a examiné cinq cas de sarcomes (sarcomes typiques avec tumeur énorme, évolution rapide, fractures pathologiques, etc.) et comparant les endroits des coupes où les cellules géantes sont associées à des cellules fusiformes, avec les endroits similaires des coupes de son kyste osseux, il a pu voir qu'il y avait une ressemblance absolue. Il peut donc conclure que le tissu sarcomateux de son observation est du vrai tissu sarcomateux.

L'histologie nous apporte donc là des faits palpables, certains, indiscutables et par conséquent l'objection tirée de l'allure bénigne des kystes des os doit céder le pas aux faits histologiques, absolument catégoriques.

D'ailleurs, cette objection ne repose sur aucune base sérieuse. Ne voyons-nous pas tous les jours, dans le domaine des tumeurs malignes, des évolutions dissemblables pour des tumeurs dont la texture histologique est identique ? Parmi les sarcomes osseux, ne trouvons-nous pas de différence dans l'évolution et la malignité selon qu'il s'agit d'un sarcome médullaire périphérique ou myéloïde ? Et même dans la catégorie des sarcomes à myéloplaxes, dont la bénignité par rapport à ses voisins est incontestable, il y a encore des différences essentielles au point de vue de sa malignité, selon son siège (maxillaires ou os longs).

La question d'évolution maligne ou bénigne, sujette à tant de variations, ne peut contrebalancer un fait toujours le même que l'on observe tout à loisir ; la présence d'un tissu sarcomateux vrai.

Il y a donc un certain nombre de kystes des os nés sur une base de sarcome véritable, mais sarcome spécial à allure bénigne (évolution lente, absence de récidives et de métastases, guérison des fractures pathologiques, etc.). Ces kystes peuvent donc occuper dans la classe des sarcomes osseux, le dernier échelon de la malignité, les sarcomes centraux et périphériques occupant les échelons supérieurs et le sarcome myéloïde, les étages moyens.

A cette règle d'évolution des kystes osseux viennent se joindre quelques exceptions. Le cas de Koubéliakine (obs. XIX), nous montre un kyste osseux qui s'est développé en six mois, jusqu'à atteindre le volume d'une tête d'adulte. Quelques cas opérés ont récidivé, sous forme de sarcome, un mois après (Godefroy, Thomas). Ces exceptions sont intéressantes à noter ; ce réveil du sarcome initial sous forme de malignité ou de rapidité d'évolution. N'est-ce pas une indication que tout groupe des kystes des os est proche parent des sarcomes ordinaires ? Ces exceptions viennent donc à l'appui de la théorie présente.

Quant à l'origine des kystes des os par ramollissement d'enchondrome, elle est plus rare, mais plusieurs observations en font foi. Il est possible d'admettre pour le chondrome, ce que nous admettons pour le sarcome, mais avec cette restriction que l'origine chondromateuse est infiniment plus rare.

La théorie de l'ostéite fibreuse, qui rallie de plus en plus tous les suffrages, est à l'heure actuelle la plus en vogue et détrône toutes les autres. Les observations d'ostéite fibreuse se font de plus en plus nombreuses ; les anciennes observations sont révisées, retirées de leur cadre pour être placées dans celui de l'ostéite fibreuse. Pour peu que ce mouvement continue, la pathogénie des kystes des os se résumera en un seul mot : ostéite fibreuse

Peut-on vraiment ranger dans la maladie de Recklinghausen tous les kystes des os ? Ce serait peut-être dépasser un peu les limites que de l'affirmer. Que l'ostéite fibreuse soit à la base de tout un groupe de kystes des os, on peut certainement le soutenir sans peine. Des observations nombreuses et probantes sont là pour l'affirmer ; il n'est pas douteux que cette maladie joue un rôle dans la genèse de certains et même nombreux kystes osseux. Mais est-ce à dire qu'il faut étendre cette pathogénie à tous les kystes des os.

Tout d'abord, nons avons un certain nombre de cas qui ne peuvent s'expliquer par l'ostéite fibreuse, leur explication étant trouvée dans une autre cause. Pour nous en convaincre, nous n'avons qu'à parcourir l'exposé des autres théories.

L'examen histologique de toute une catégorie de cas n'est pas en faveur de l'ostéite fibreuse. Dans tous les cas de kyste des os, on n'a pas trouvé la fibrose de la moelle ainsi que les trois preuves qu'exige Recklinghausen pour qu'un cas observé rentre dans le cadre de sa maladie. On n'a qu'à parcourir les examens histologiques de toutes les observations publiées, pour se rendre compte, que dans un bon nombre, les stigmates de la maladie de Recklinghausen font défaut.

Outre que la dégénérescence fibreuse de la moelle n'est pas particulière à l'ostéite fibreuse, puisqu'on la trouve dans certaines tumeurs osseuses ainsi que l'ont signalé Tcherniakowski et Tietze. Il y a encore un fait à remarquer dans les observations de kystes par ostéite fibreuse.

Nous savons en effet que les kystes osseux sont, presque de règle générale, de nature bénigne, sans récidives et solitaires. Or. reprenons quelques observations d'ostéite fibreuse. Bien souvent les kystes ne sont pas solitaires et atteignent plusieurs os à la fois (3 cas de Joachimmschal, 2 cas de Schlettze, etc.). C'est de l'ostéite généralisée, nous dira-t-on, elle n'a rien à voir avec les kystes osseux ; soit, mais chez des malades atteints de kyste solitaire d'origine ostéite fibreuse, nous voyons évoluer plus tard de nouveaux foyers d'ostitis fibrosa avec kyste (cas de Frangenheim, Gottstein, etc.), et encore tous les cas observés ne sont pas revus ultérieurement, et on ne peut avoir que des données incomplètes sur cette formation de kystes nouveaux. Par conséquent, la forme localisée de l'ostéite fibreuse n'est pas très largement séparée de la forme généralisée, et bien souvent le kyste osseux solitaire n'est pas de l'ostéite fibreuse localisée, mais la première localisation d'une ostéite fibreuse généralisée. Or cette forme est proche parente d'autres maladies osseuses générales avec formations de kystes, et ne saurait rentrer dans le cadre des kystes simples des os.

La maladie de Recklinghausen explique donc indubitablement tout un groupe de kystes osseux (ceux que nous avons signalé dans l'exposé de cette théorie), mais ne saurait les expliquer tous, car chez les uns la pathogénie relève d'une autre cause, chez les autres, on ne trouve pas les caractères histologiques permettant d'affirmer l'ostéite fibreuse, chez d'autres enfin, la base d'ostéite fibreuse qui leur a donné naissance, n'est que le début d'une fibrose kystique osseuse généralisée qui ne peut être assimilée aux kystes solitaires des os.

Bien que dans tous les cas de kystes simples des os publiés, la grande majorité réponde plutôt aux théories de l'ostéite fibreuse et du ramollissement des tumeurs, il n'en est pas moins vrai qu'un certain nombre de cas relève de la théorie inflammatoire.

La démonstration au sujet de la périostite albumineuse, qu'une infection atténuée peut se manifester par un épanchement séreux, indique la possibilité de formation d'un kyste osseux par le même processus. Cette opinion défendue surtout par l'école de Lyon, trouve son application dans les travaux ou les observations de Sequi, Feyat, Brade, Roepke, Corson, Braun, Gehring, et Kaposi.

Il ne nous semble pas possible, par exemple, d'expliquer les cas de Corson, Brade, Sequi et Feyat, par une théorie autre. La théorie par ramollissement d'une tumeur, ne peut ici se soutenir ; les examens histologiques sont précis ; il n'y a aucune trace de tumeur, mais des signes d'inflammation chronique. L'ostéite fibreuse ne peut pas davantage être invoquée ; rien dans ces observations ne permet de penser à cette maladie, et les coupes ne montrent aucun des caractères requis par

Recklinghausen. Les cas de Braun et de Gehring, dans lesquels il a été possible, en outre des lésions inflammatoires montrées par l'anatomie pathologique, de cultiver des microbes, seraient difficilement explicables par une théorie autre que celle de l'inflammation.

Nous sommes donc obligés d'admettre que dans la pathogénie des kystes osseux, un certain nombre de cas relève d'une cause inflammatoire. Jusqu'ici ces cas sont les moins nombreux, mais on ne peut mettre leur existence en doute.

Pour ce qui est de la théorie traumatique, l'objection tirée de l'existence du kyste avant le traumatisme, ne prouve rien contre cette théorie, pas plus que les observations de kystes sans traumatisme. Cela ne prouve qu'une chose, c'est qu'il est impossible par cette théorie d'expliquer tous les kystes osseux. D'ailleurs n'avons-nous pas vu déjà qu'il existait des cas de kystes se développant sur le terrain, soit du sarcome, soit de l'ostéite fibreuse ou provenant d'une inflammation.

L'objection qui met en doute la valeur pathogénique du traumatisme, en raison de la grande fréquence des traumatismes et de la rareté des kystes osseux, est certainement d'une bien plus grande valeur, bien que les expériences de Lexer, faites à l'appui de cette objection, soient discutables. Il est certain qu'il y a là un fait palpable qu'il est bien difficile d'expliquer. Dire qu'il faut, pour que le traumatisme produise un kyste, un concours spécial de circonstances, une violence particulière, etc., sont des mots qui ne semblent répondre à rien de réel et fournissent une explication qui paraît difficile à accepter. C'est donc là une objection sérieuse qu'il ne semble pas aisé d'arriver à démolir.

Mais à côté de cette critique, il y a un ensemble d'observations qui plaident en faveur de la théorie hémato-traumatique. Comment expliquer les deux cas de Beck (obs. VIII-IX), de Brade, de Glimm, de Benecke, de Fujii (obs. VII), si ce n'est par le traumatisme ? Outre que dans ces cas on ne peut prétendre trouver une origine sarcomateuse, ostéite fibreuse, inflammatoire ; le traumatisme a ici agi incontestablement comme agent provocateur et nulle autre cause ne peut être invoquée.

A l'appui de cette théorie, on peut rapporter les cas de kystes trouvés dans les os courts. Prieser dans 24 cas de fractures du scaphoïde observées dans sa clinique, vit à la radiographie un espace clair au centre de cet os et il pensa qu'il s'agissait d'une raréfaction osseuse due à l'arrachement du ligament radiocarpien dorsal qui, d'après Lexer, contient les principaux vaisseaux nourriciers de l'os. Cette hypothèse admise par Hœnisch et Kienbœck est rejetée par Hirsch et Wollenberg qui, au cours d'opérations faites dans des fractures de cet os, ont trouvé le ligament radiocarpien intact. Ces auteurs avaient cependant constaté auparavant la tache claire radiographique signalée par Prieser. Dans 3 cas de Hirsch, cette tache claire correspondait à une bouillie sanglante au centre de l'os ; dans le cas de Wollenberg, elle correspondait à un véritable kyste central. Pour les cas de Hirsch, la bouillie sanglante aurait pu, si on avait opéré plus tardivement, devenir tout à fait liquide comme dans le cas de Wollenberg. Il n'y a pas de raison pour que ces productions kystiques post-traumatiques dans les os courts, ne puissent se produire identiquement dans les os longs.

Malgré les objections faites à cette théorie, il est cependant certain que quelques kystes osseux proviennent d'un hématome post-traumatique.

Le cas de Wollenberg est intéressant à un autre point de vue. Il s'agissait d'un étudiant qui se fractura le scaphoïde carpien dans une chute. Soigné par l'immobilisation, il continua à souffrir après l'ablation de l'appareil plâtré. C'est alors qu'on fit une radiographie qui montra la tache claire qui, à l'opération, fut reconnue être un kyste. L'examen histologique montre un tissu fibreux péri-kystique abondant, avec un grand nombre de cellules géantes polynucléées.

Wollenberg conclut, en raison de cet examen, à une forme localisée d'ostéite fibreuse. Il semble donc que le traumatisme a abouti au kyste par l'intermédiaire d'un processus d'ostitis fibrosa.

D'après cela, on peut se demander si le traumatisme, dont Brade comprend le grand rôle pathogénique, n'agit pas de diverses façons dans la genèse des kystes simples des os. Tout d'abord, il peut agir par lui-même en produisant un hématome qui ultérieurement donne un kyste. D'un autre côté, nous savons qu'un traumatisme peut déclancher pour ainsi dire, l'évolution d'une infection ou d'une lésion jusque là latente. Il est donc possible que par son action, se développe un processus d'ostéite fibreuse ou inflammatoire qui était à l'état latent. L'action du traumatisme, ainsi comprise, devient plus vaste, ce qui expliquerait bien la très grande fréquence de cet agent dans les observations des kystes osseux. Il pourrait arriver à la production d'un kyste soit par son action propre (théorie hémato-traumatique), soit en activant un processus d'infection atténuée (théorie inflammatoire) ou d'ostéite fibreuse (théorie de l'ostéite fibreuse).

CONCLUSIONS

Nous avons vu au cours de cette étude les diversités d'aspect histologique présentées par les kystes simples des os et cela nous amène à penser qu'à cette diversité histologique correspond une diversité d'origine. Ce point de vue se trouve d'ailleurs confirmé par les faits.

Nous avons vu que tous les cas ne pouvaient se rattacher à une origine commune et qu'il était impossible de faire rentrer dans un même cadre pathogénique toutes les observations de kystes simples des os. Chacune des théories exposées explique un groupe de cas, mais ne saurait expliquer d'autres groupes. De ce fait une conclusion s'impose : tous les kystes simples des os n'ont pas une pathogénie identique.

Nous avons été obligé d'en arriver à cette opinion par les déductions logiques des observations étudiées. Nous avons pu constater dans une publication récente que telle est également l'hypothèse adoptée par Von Haberer qui, revenant sur ses idées premières, pense que tous les cas de kystes des os ne doivent pas être considérés comme une seule et même affection. Cet auteur pense que les kystes peuvent dériver de trois processus : *a*) fonte d'une tumeur solide ; *b*) ostéite fibreuse ; *c*) combinaison de ces deux affections.

Il semble donc difficile de faire des kystes simples des

os une entité pathologique complète ayant sa symptomatologie, son étiologie, sa pathogénie propres. Ces kystes, bien que présentant un syndrome clinique, toujours le même et qui leur est spécial, ne semblent donc être que le résultat, l'aboutissant d'affections ou d'agents divers.

Par conséquent, notre conclusion sera que les kystes simples des os n'ont pas tous la même pathogénie et qu'ils peuvent dériver : 1° de la fonte d'une tumeur (le plus souvent d'un sarcome) ; 2° de l'ostéite fibreuse ; 3° d'un processus inflammatoire chronique atténué ; 4° d'un traumatisme qui peut agir, soit par la formation d'un hématome osseux, soit en favorisant l'éclosion d'un processus inflammatoire ou d'ostéite fibreuse.

INDEX BIBLIOGRAPHIQUE

Anschütz. Knochencyste des linken Humerus. *Münch. med. Woch* 11 août 1908.

Almerini. Zur Deulung der umschriebjugend. Formen der Tumorbild. Ostitis fibrosa. *Zeit. f. Krebsforschung*, 1909, VII, p. 389.

Arcis (d') *Etude sur les kystes des os longs*. Th. Genève, 1906 et *Arch. int. de Chir.*, 1906.

Albarran. *Revue de Chir.*, 1888.

Albertin. Note sur un cas d'ostéomalacie généralisée avec tumeurs kystiques multiples. *Prov. méd.*, 1890, p. 541.

Beck (Carl). Osseous kysts of tibia. *American Jour. of Med. Sc.* CXLIII 1901.

Beck. Fract of path bones and their treat. *Surg. Gyn. a. Obst.* Juin 1910.

— Ueber echte Cysten der langen Röhrenknochen. *Arch. f. kl. Chir.* Bd LXX, 1902.

Benecke. Disk. ueber Ostitis fibrosa und Knochencysten. *Verhandl. der deutsch. path. Gesell.* Berlin, 1904.

Bérard et Mailland. Un cas de cal soufflé. *Soc. Chir. Lyon*, 28 août 1908.

Blake. *Boston med. and surg. Journ.*, 1906 p. 261.

Böttliche. Ueber Knöchencysten. *Chir. Kongress*, 1904.

Bloodgood. Bone cysts. *Journ. of Am. med. Assoc.*, 1908, t. L et 1904. t. XLIII, p. 1124.

Bockenheimer. Die Cysten der langen Röhrenknochen und die Ostitis fibrosa. *Arch. f. kl. Chir.* Bd LXXXI, 1906.

Bostrom. Zur Path. der Knochencysten. *Festschr. der Naturforscher-Sammlung*. Freiburg, 1883.

Brade. Kasuist. Beitr. z. Kenntniss der Knochencysten. *Münch. med. Woch.*, juil. 1911, n° 27, p. 1454.

Braun. Ueber Cysten in den langen Röhrenknochen. *Beit. z. kl. Chir.*, 1907, Bd 52 s. 476.

Brunn (Von). Spontan. Frakture als Frühsymptom der Ostitis fibrosa. *Beit. z. kl. Chir.*, 1907, Bd L. s. 70.

Buchanam. Bone Cysts, *Glasgow med. Journ.* 1882, vol. XVII, p. 340.

Brandes. Disc. Xᵉ *Congrès all. Orthop.* Berlin, 17 et 18 août 1911.

Carle. Kyste du cubitus, *Lyon méd.*, 1878, p. 347.

Clutton. Ostitis deformans in a single bone, *Trans. of the path. Soc.*, 1891, p. 245.

Codman. *Boston med. and surg. Journ.*, 25 fév. 1904.

Corson. Bone cysts, *Ann. of Surg.*, avril 1902, p. 505.

Curtis. Bone implant for cyst of tibia. *Am. Journ. of med. Sc.*, 1893.

Chabriac. *Ostéomyélite gommeuse des os longs.* Th. Paris, 1898-99.

Dean Lewis. Bone cysts. *Southern Californ. Pract.*, avril 1910.

Deetz. *Ein Beit. z. Path. der Cysten langen Röhrenknochen.* Diss. Strasbourg 1898 et *Beit. z. kl. Chir.*, Bd XXVI.

Delanglade. *Bull. Soc. Chir.*, Paris, 1900 et 1903.

Delbet. *Bull. Soc. Chir.*, Paris, 1900 et 1903.

Decken. *Zur Kasuistik der Knochencyst. bei Ostitis fibrosa.* Diss. Giessen 1909.

Dor. *Clin. chir.*, 1895.

Emslie. Fract. of humerus at the site of an innocent Cyst. *Proceed. of the Royal Soc. Med*, juin 1910.

Engel. *Ein Fall von cystoïden Entartung des gesamten Skeletts.* Diss. Giessen, 1864.

Feyat. Des kystes simples des os longs (non parasitaires ni néoplasiques) Th. Lyon, 1898-99.

Fleischauer. Ueber Knochencysten des Skeletts. *Deut. med. Woch.* Bd LXXXIII et XC.

Frangenheim. Ostéite fibreuse chez l'enfant. *Beit. zur klin. Chir.*, novembre 1911, t. LXXVI, p. 227.

Frankel. Disk. ueber Ostitis fibrosa und Knochencysten, *Verhandl. d. deutsch path. Gesellsch.*, 1904.

Frorip. *Chirurgische Kupertafeln*, 1842.

Fietze. *Beit. z. kl. Chir.*, Bd. LII.

Forgue. *Path. ext.*

Gaugele. Zur Frage der Knochencysten und der Ostitis fibrosa von Recklinghausen. *Arch. f. kl. Chir.*, 1907. Bd. LXXXII.

Gehring. *Ueber Cysten der langen Röhrenknochen.* Diss. Iéna, 1901.

Glimm. Zur Etiolog. tumorverdächtiger Cysten der langen Röhrenkn. *Deut. Zeit. f. Chir.*, Bd. LXXX, s. 476.

Gobel. Disk. ueber Knochencysten. *Chir. Kongress*, 1906.

Godefroy. *Kystes des os.* Th. Paris, 1882.

Gottstein. Genuine Knochencyste. *Jahresb. der schles. Gesellsch f. vaterl. Kultur in Allg. Zentr. Zeit.*, 1907.

— Disk. *Soc. med. Breslau*, 18 déc. 1908.

Gomonberg. *Deut.-Zeit. f. Chir.* 1880.

Glenin. *Deut. Zeit. f. Chir.* Bd. LXXX.

Grigorieff. Un cas de kyste osseux solitaire. *Chirourgia*, oct. 1909, t. XXVI n° 154.

Gangolphe. *Kyste hydatique des os.* Th. d'agrég., 1886.

Guyon. Art. Maxillaire in *Dict.* DECHAMBRE.

Gosselin. *Clinique*, 1875.

Golay. Th. Paris, 1896.

Haberer (Von). Kyste osseux unique d'origine traumatiqne. *Soc. méd. Vienne*, 19 janv. 1906.

— Zur Kasuistik der Knochencysten. *Arch. f. klin. Chir.*, 1905. Bd. 26.

— Kystes osseux multiples. *Soc. méd. Vienne*, 25 janvier 1907.

— Zur Frage der Knochencysten, zugleich ein Beitrag zur freien Knochentransplantation. *Archiv f. klin. Chir.*, 1910, Bd. 93.

Hacker (Von). Solitäre Knochencysten. *Wiener klin. Woch.* 1908, n° 1.

Halsted. Benign tumor of bones with cyst.-formation. *John's Hopkins Hosp. Bull.* XVI, 1904.

Heinecke. Ein Fall von multiplen Knochencysten. *Beiträge zur klin. Chir.*, 1903. Bd. 40.

Helbing. Cystenbildung am coxalen Femurende. *Verhandlungen der deutschen Chirurgenkongresses*, 1902, p. 123.

Hugh Lett. A case of benign cyst of the humerus. *The Lancet*, 22 oct. 1910.

Hartmann. *Soc. Chir.*, 1894.

Jones et Morgan. On benign cyst of long bones. *Arch. Roeng Ray.*, avril et mai 1907.

Jaboulay. *Lyon méd.*, 1892.

Joachimsthal. Ostéite fibreuse. *X° Congrès allemand orthopéd.* Berlin, 17 et 18 août 1911.

Kaposi. Zwei Fälle von Knochencysten. *Jahresb. der schles. Gesell. f. vaterl. Kultur in Allgem. med. Zentral-Zeitung*, 1909 et *Berliner. kl. Woch.* 11 janv. 1909, p. 83.

Kapsammer. Zur Frage der knorpeligen Kallusbildung, *Virchow's Arch.* Bd. CLII, p. 157.

Katholicky. Ostitis fibrosa. *Wiener. kl. Woch.* 1906, n° 47.

Kehr. Uber einen operierten Fall von Knochencyste des Oberschenkels. *Deutsche Zeitschrift f. Chir.*, 1896. Bd. 43.

Kummer. Nature et origine des kystes osseux. *Rev. Chir.*, 1906.

Küster. Uber fibröse Ostitis mit Demonstration. *Arch. für klin. Chir.* 1897 Bd. LV.

König (F.). Enchondrofibrome kystique et kyste solitaire des os longs. *Arch. f. klin. Chir.* Bd. LVI, 1898.

Kohts Ostitis fibrosa. *Freie Vereinig. der Chir. in Berlin*, fév. 1911.

Konjetzny. Zur path. Anat. der Ostitis fibrosa. *Münch. med. Woch.* 1909, n° 40.

Körte. Zwei Fälle von Knochencysten des Oberarms. *Deutsch. Zeit. f. Chir.*, 1880. Bd. XIII § 42.

Koch. Uber Knochencysten in den langen Röhrenknochen. *Arch. f. kl. Chir.* 1902. Bd. 68.

Koubeliakine (N.-J.). Sur les kystes des os longs. *Chirourgia*. T. XXXI. n° 182, fév. 1912.

Lexer. Ueber die nichtparasit. Cysten der langen Röhrenknochen. *Arch. f. klin. Chir.* 1906. Bd. LXXXI, s. 363.

Langendorf et **Mommsen**. Beitr. zur Kenntniss der Osteomalazie. *Virchow's Arch.*, 1877. Bd. LXIX.

Lucke. *Encyclop.* Pitha et Billroth, t. II.

Levis. Kystes osseux. *South. Calif. Pract.*, avril 1910.

Lexer. Uber die Cysten der langen Röhrenknochen mit Kranken-Demonstration. *Verhandl. der Gesell. f. Chir.*, 1906.

Mauclaire. In *Traité Chir.* Le Dentu et Delbet.

— A propos des ostéites vasculaires métatraumatiques. *Soc. Chir.* Paris, 26 juin 1912.

Mauclaire et Burnier. Kyste solitaire des os et ostéite fibreuse. *Arch. gén. de Chir.* t. V, 25 août 1911.

Miessner. *Zur Pathogenese der Knochencysten*. Dissertation, Erlangen, 1884.

Mikulicz (Von). Ueber cystiche Degeneration der Knochen. *Verhandl. der Naturforscherversammlung in Breslau*, 1904.

Milner. Historiches und Kritisches ueber Knochencysten, Chondrome usw. *Deutsche Zeitschr. f. Chir.*, 1908. Bd. XCIII.

Monckeberg. Ueber Cystenbildung bei Ostitis fibrosa. *Verhandl. der deutsch. pathog. Gesellschaft*. 1904.

Muller. Bone cyst. *Univ. of Pensyl. Med. Bull.* Sept. 1906, t. XIX, p. 73.

Moynac. *Trait. Path. ext.* 1898.

Montanégre. Thèse de Paris, 1897.

Nélaton. *Eléments Path. ext.* t. II, p. 48.

Nové-Josserand et **Bérard**. Sur un cas de myxome kystique du tibia. *Rev. Chir.*, 1895.

Nicaise. *Altérat. kystique du grand trochanter*. Th. agrég. 1869.

Poncet. In *Traite Chir.* Duplay et Reclus.

— *Bull. et Mém. Soc. Chir.* Paris, 1900 et 1903.

Pfahler. Dis of bones and differ by means of X Rays. *Amer. Journ. of Surg.*, déc. 1910.

Pfeiffer. Ueber die Ostitis fibrosa und die Genese und Therapie der Knochencysten. *Beil. zur klin. Chir.* Bd. LIII, 1907.

Pirié. Dis of bones by X Rays. *Edinburg med. Journ.* Mai 1910.

Pollosson et **Bérard**. Tumeurs des os. *Congr. fr. de Chirurg.* 1899.

Preiser. Eine typische posttraumat. und zur Spontanfraktur führende Ostitis fibrosa des Naviculäre Carpi. *Fort. aus. d. Geb. der Röntgenstrahlen*, Bd. XX. ft. 4.

Reklan. Cystenbildung in langen Röhrenknochen. *Münch. med. Woch.*, 1911. n° 16.

Roepke. Die solitären Cysten der langen Röhrenknochen. *Arch. f. klin. Chir.* Bd. XCII.

Rumpel. Über Geschwülste und Entzündungskrank. der Knochen in Röntgenbild. *Fortsch. aus dem Geb. der Röntgenstrahlen*, 1908. Bd. XVI.

Rindfleisch. *Pathologische Gewebslehre*, 1885.

Recklingbausen (Von). Demonstration von Knochen mit Tumorbildung u. Ostitis deformans. *Tageblatt der 62. Versammlung deutsch. Naturforscher und Aerzte in Heidelberg*, 1890.

— Die Fibrose oder deformierende Ostitis, die Osteomalazie und das osteoplastische Carcinom. *Festschrift der Assistenten für Virchow*, 1891.

Rehn. Multiple Knochensarkome mit Ostitis deformans. *Verhandl. des Chirurgenkongresses*, 1904.

Rittes. *Soc. Chir. Breslau*, 1910.

Schlange. Ein Fall von Knochencyste der Tibia. *Arch. f. klin. Chir.*, 1887, Bd. XXXVI.

— Zur Diagnose der solitären Cysten in den langen Röhrenknochen. *Arch. f. klin. Chir.*, 1895, Bd XLVI.

Schneider. *Zur Lehre von den Knochencysten*. Inaugural Dissert. Berlin, 1886.

Schuchardt. Krankheit der Knochen und Gelenke. *Deutsch. Chir.* Bd. XXVIII.

Sequi. *Kyste simple du tibia*. Thèse Lyon, 1903-1904.

Simmons. Cyste of the long bones. *Boston med. and surg. Journ.*, 16 sept. 1909.

Sonnenburg. Knochencyste des Oberarmes, ohne nachweisbare Ursache. *Deutsche Zeitschr f. Chir.*, 1880. Bd. XII, p. 314.

Studeny. Zur Kasuistik der Knochencysten. *Arch. f. kl. Chir.*, 1910. Bd XCII.

Schmidt. *Ergebnisse* von Lubarsch Ostertag, 1898.

— Etude sur les kystes des os longs. *Chirourgia*, 1909, t. XXVI.

Schwartz (Ed.). *Soc. Chir. Paris*, 17 avril 1887.

Schranck. *Arch. von Langenbeck*, 1893.

Schultze. Disc. *Xe Congr. all. Orthop.*, Berlin, 17 et 18 août 1911.

Tietze. Zur Kenntnis der Osteodystrophia cystica juvenilis. *Verhandl. der Gesells. f. Chir.*, 1906, Bd. XXXV.

— Ueber Knochencysten. *Beitr. zur klin. Chir.*, 1907, Bd. LII.

— Discuss. *Jahresb. der schles. Gesell. f. vaterl. Kultur* in *Allgemeine med. Zentralzeit.*, 1908.

— Die Knochencysten. *Ergebnisse der Chir. und Orthop.*, 1911.

Tscherniakowski. *Uber eine ungewöhnliche Form multipler Knochencysten.* Dissertation Basel, 1906.

Thomas. *Soc. Chir.*, 17 avril 1887.

Tudenat. *Montpellier méd.*, 1884.

Virchow. Ueber die Bildung von Knochencysten. *Sitzungsbericht der Akademie der Wissenchaften*. Berlin, 11 juin 1876.

Valton. *The Lancet*, 18 janv. 1908, p. 155.

Volkmann. In PITHA et BILLROTH.

Westphalen. Ein Beitr. zur Path. der Knochencysten. *Petersb med. Woch.* 1887, n° 45-46.

Withman. *Ann. of Surg.*, 1904.

Wilken. *Zur Frage der Knochencysten*. Dissert. Freiburg, 1906.

Wilms. Knochencysten. *Münch. med. Woch.*, 1905, n° 38.

Wollenberg. Knochencysten des Naviculäre Carpi. *Berlin. klin. Woch.*, 3 avril 1911.

Ziegler. Ueber die subchondralen Veränderungen der Knochen bei Arthritis deformans. *Virchow's Archiv*, 1877, Bd. LXX.

TABLE DES MATIÈRES

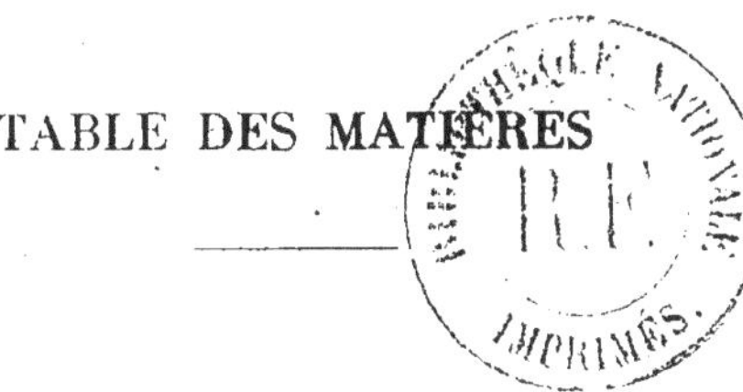

Saint-Brieuc. — Typ. F. Guyon (1913).

www.ingramcontent.com/pod-product-compliance
Ingram Content Group UK Ltd.
Pitfield, Milton Keynes, MK11 3LW, UK
UKHW021220230726
13926UKWH00003B/1134